LES RÉSULTATS ÉLOIGNÉS

DE

L'URÉTHROSTOMIE PÉRINÉALE

OPÉRATION DE PONCET

ÉTUDE CLINIQUE BASÉE SUR 25 OBSERVATIONS

PAR

Le Dr Émile LAPLANCHE

LYON

A. REY, IMPRIMEUR-ÉDITEUR DE L'UNIVERSITÉ

4, RUE GENTIL, 4

1899

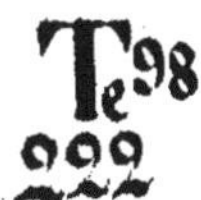

DES RÉSULTATS ÉLOIGNÉS

DE

L'URÉTHROSTOMIE PÉRINÉALE

Opération de Poncet

ÉTUDE CLINIQUE BASÉE SUR 23 OBSERVATIONS

DES RÉSULTATS ÉLOIGNÉS

DE

L'URÉTHROSTOMIE PÉRINÉALE

— OPÉRATION DE PONCET

ÉTUDE CLINIQUE BASÉE SUR 23 OBSERVATIONS

PAR

Le Dr Émile LAPLANCHE

LYON

A. REY, IMPRIMEUR-ÉDITEUR DE L'UNIVERSITE

4, RUE GENTIL, 4

1899

En tête de ce modeste travail, c'est pour nous un devoir bien doux d'adresser un témoignage public de reconnaissance :

A M. le professeur Poncet, pour l'insigne honneur qu'il nous fait aujourd'hui en acceptant la présidence de notre thèse, après avoir été pendant trois ans notre Maître préféré.

A M. le chef de clinique Delore, qui nous a confié ce travail et ne nous a ménagé ni son temps, ni ses conseils pour nous permettre de le mener à bonne fin.

A tous nos chefs de l'Ecole du service de Santé militaire et de l'hôpital Desgenettes.

A toutes les personnes enfin qui, au cours de nos études médicales, ont bien voulu nous témoigner de l'intérêt ou de la sympathie.

Ce n'est pas sans émotion que nous disons au revoir et merci à nos camarades, civils et militaires, qui ont surtout contribué à nous rendre agréable notre séjour de cinq années dans la belle cité lyonnaise. Ceux qui furent plus particulièrement nos intimes, et qui voudront bien se reconnaître dans ces lignes, savent que l'éloignement ne brisera jamais les liens d'inaltérable amitié qui nous unissent à eux.

DES RÉSULTATS ÉLOIGNÉS

DE

L'URÉTHROSTOMIE PÉRINÉALE

Opération de Poncet

ÉTUDE CLINIQUE BASÉE SUR 2[illegible] OBSERVATIONS

INTRODUCTION

Sous le nom d'*uréthrostomie périnéale*, M. le professeur Poncet décrivait au Congrès de chirurgie de 1892 une nouvelle opération, imaginée et pratiquée par lui pour la première fois le 12 mai 1891, et consistant en la création méthodique au périnée d'un méat contre nature chez certains rétrécis incurables. Au Congrès de 1893, il appelait de nouveau l'attention des chirurgiens sur cette intervention, en mettant surtout en relief ses indications et ses résultats. La même année paraissait la thèse inaugurale d'un de ses élèves, M. Coignet, qui basait sur quatorze observations une étude générale de l'uréthrostomie périnéale, qu'il désignait, avec juste raison, sous le nom d' « *opération de Poncet* ».

Peu nombreuses sont les publications qui, depuis lors, sont venues s'ajouter à ce travail d'ensemble. En février 1895, dans les *Archives provinciales de chirurgie*,

M. Poncet, en apportant deux nouvelles observations d'uréthrostomie périnéale, rappelle son manuel opératoire, précise ses indications et sa valeur. En novembre 1895, dans la *Semaine médicale*, il étudie simultanément le méat hypogastrique et le méat périnéal, qu'il considère comme deux opérations répondant à la même idée thérapeutique : assurer la fonction urinaire que d'autres moyens, devenus insuffisants et dangereux, sont incapables de sauvegarder.

Dans son livre sur la *Chirurgie de la vessie, de l'urèthre et de la prostate*, M. Rochet discute les indications de l'uréthrostomie périnéale qui, dans un cas, lui a donné un succès remarquable.

Plus récemment, M. X. Delore, chef de clinique chirurgicale, a publié dans la *Gazette hebdomadaire* (4 mai 1899), un nouveau cas d'uréthrostomie périnéale, pour rétrécissements avec fistules incurables de l'urèthre.

Après ce court historique, nous rappellerons très brièvement quels sont, d'après les publications de M. Poncet et la thèse de M. Coignet, le but, les indications, le manuel opératoire et les résultats immédiats de l'uréthrostomie périnéale.

Cette opération, basée sur ces principes généraux qu'*en chirurgie le mieux est souvent l'ennemi du bien*, qu'*en voulant à tout prix reconstituer la fonction normale, on sacrifie souvent le fonctionnaire*, ne doit être considérée que comme une opération de nécessité, et non comme une méthode rivale des interventions chirurgicales jusqu'alors employées dans la cure des rétrécissements de l'urèthre (uréthrotomies, uréthrectomie, uréthroplastie).

Ses indications sont précisément les contre-indications de ces autres modes de traitement. Elles relèvent, d'une part, de l'étendue et de la multiplicité des lésions locales dont les récidives ont démontré l'inefficacité de toute intervention conservatrice, et, d'autre part, du mauvais état des voies urinaires supérieures, ne permettant pas le rétablissement *ad integrum* de la fonction urinaire sans menaces d'accidents graves, à échéance mortelle plus ou moins éloignée.

Sont justiciables de l'uréthrostomie périnéale :

1° Les rétrécissements multiples, scléreux, étendus, récidivants, en un mot incurables de l'urèthre.

2° Toute perte de substance étendue du canal de l'urèthre : rupture traumatique, arrachement de la muqueuse, ulcérations tuberculeuses profondes, etc.

Certaines circonstances adjuvantes en font l'intervention de choix. Ce sont : l'âge avancé des sujets ; l'infection plus ou moins grave des voies urinaires ; certaines complications locales, infiltration d'urine, abcès, fistules, etc. ; l'état général du malade devenu une sorte de *noli me tangere ;* la susceptibilité spéciale, l'irritabilité extrême de la muqueuse uréthrale, qui rendra impossible tout cathétérisme post-opératoire, tout emploi de sonde à demeure ; enfin l'état social des malades : certains pauvres diables, par incurie, manque de temps, défaut de sondes, sont incapables de conserver, par des séances régulières de dilatation, le bénéfice de toute opération palliative.

Dans tous les cas où les conditions précédentes se trouvent plus ou moins réunies, le but de l'opération est d'assurer d'une manière durable, définitive, avec le minimum de traumatisme opératoire et de soins consécutifs, le rétablissement de la miction, le libre écoulement des

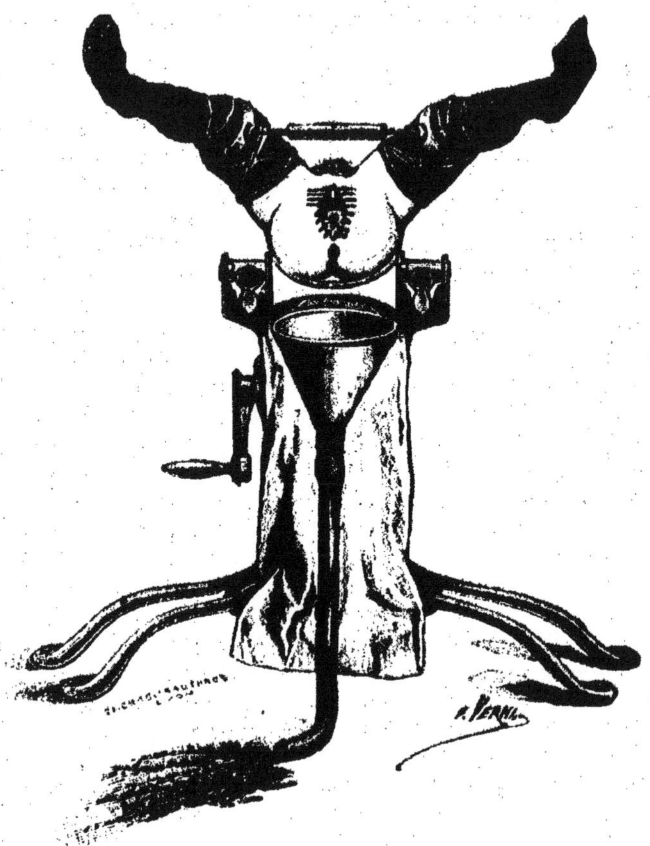

Fig. 1
POSITION DE L'OPÉRÉ SUR LE LIT TRENDENLENBURG

urines, et de parer, par un drainage facile et complet de la vessie, aux dangers de la résorption purulente, et aux troubles du fonctionnement des reins.

Comme tout procédé de nécessité, l'uréthrostomie périnéale a ses inconvénients, qui se présentent immédiatement à l'esprit. Elle oblige l'opéré à uriner dans la position accroupie ou debout, un vase entre les cuisses, et elle rend impossible l'éjaculation dans les voies génitales de la femme.

La technique opératoire est des plus simples. Deux temps particuliers seulement la différencient de celle de l'uréthrotomie externe. Ce sont :

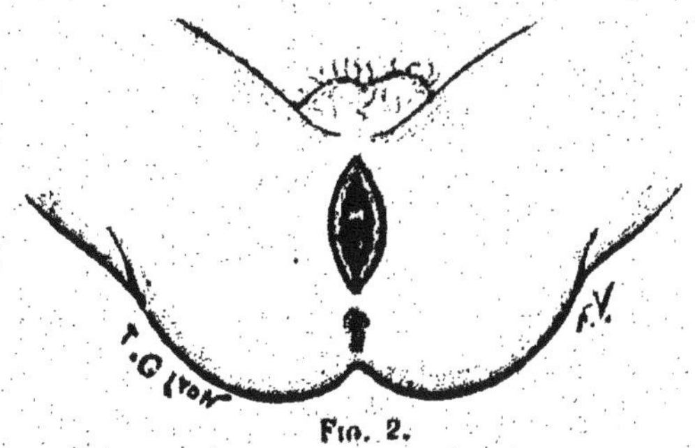

Fig. 2.

1° Après mise à nu des parties rétrécies, la section du canal (fig. 2) perpendiculairement à sa direction, immédiatement en arrière du rétrécissement ou en son milieu : on sera guidé dans le choix du niveau de la section uréthrale par la nécessité d'avoir un bout postérieur suffisamment long pour être commodément abouché au périnée ;

2° Après dissection du bout postérieur sur une hauteur

de 8 à 10 millimètres et incision de sa paroi inférieure comme dans une amputation du pénis (fig. 3), la suture méthodique, à l'aide de six fils métalliques, des bords du

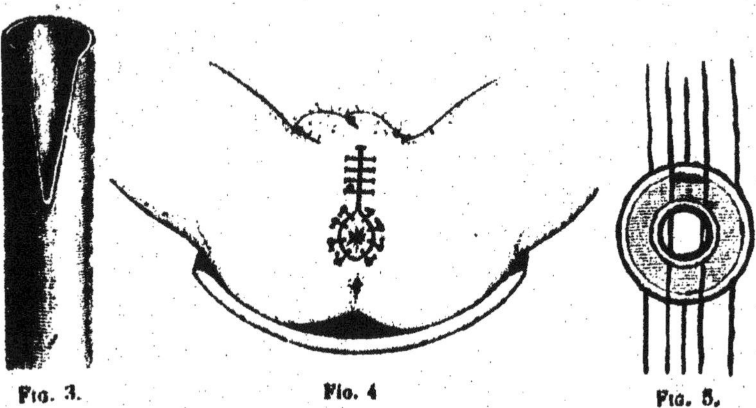

Fig. 3. Fig. 4 Fig. 5.

méat artificiel avec les bords cutanés de la plaie périnéale qui est elle-même suturée (fig. 4). Le bout antérieur est abandonné ou fermé par une double suture en croix (fig. 5).

Chez tous les opérés de M. Poncet, on nota la bénignité des suites opératoires, et presque immédiatement la disparition des troubles urinaires, et l'amélioration considérable de l'état général. Malgré l'excellence de ces premiers résultats, dont notre maître put rendre témoins ses collègues venus à Lyon en octobre 1894, assister au Congrès de Chirurgie, malgré l'acquiescement de ceux-ci qui reconnurent le bien fondé de l'opération, cette dernière ne semble pas s'être généralisée. Sans doute, elle ne doit trouver que plus ou moins rarement ses indications. Mais nous estimons aussi qu'une nouvelle méthode thérapeutique ne saurait entrer dans la pratique courante du jour au lendemain, avant d'avoir subi l'épreuve du temps. Ce n'est qu'après la constatation de ses résultats éloignés qu'on peut se faire une juste idée des services qu'elle peut rendre, surtout lorsqu'il s'agit d'une opération de nécessité, pour l'appréciation de laquelle il faut mettre en balance avantages et inconvénients.

Pour permettre de juger en dernier ressort de la valeur de l'opération de Poncet, nous nous proposons donc dans ce travail de publier les résultats éloignés, et qu'on peut considérer comme définitifs, de tous les cas d'uréthrostomie périnéale dont nous avons eu connaissance.

Pour établir une conviction dans les esprits nous n'apportons que des observations, des constatations cliniques.

Notre étude, très pauvre de considérations théoriques, n'est guère qu'une exposition de faits.

Nous diviserons notre sujet de la façon suivante :

Dans un premier chapitre, nous ferons connaître sur quelle base repose notre travail et nous étudierons les résultats de l'opération au point de vue général (mortalité, survie, suites opératoires).

Dans le chapitre II, nous exposerons les modifications anatomiques et physiologiques créées par l'uréthrostomie périnéale, qui, de parti pris, apporte une perturbation dans la conformation et les fonctions normales de l'urèthre de l'homme.

Dans un troisième chapitre, nous envisagerons les modifications que l'opération a apportées à l'état pathologique de nos malades, aux accidents généraux et aux lésions locales, qu'ils présentaient.

Enfin, dans la dernière partie de ce travail, nous essayerons, en nous basant sur les résultats précédents, de préciser les indications de l'uréthrostomie périnéale.

CHAPITRE PREMIER

NOTRE STATISTIQUE. — RÉSULTATS VITAUX

Les observations qui sont la base de notre travail sont au nombre de vingt-trois. Ce sont celles de tous les malades qui, d'après nos recherches, ont subi l'opération de Poncet. Pour que nos résultats soient aussi concluants que possible, nous avons tenu à ce que notre statistique soit complète, c'est-à-dire comprenne tous les cas d'uréthrostomie périnéale pratiqués, du moins à notre connaissance, jusqu'à ce jour.

Nous avons eu l'heureux privilège d'obtenir sur tous les uréthrostomisés des renseignements à des dates assez éloignées pour permettre de juger des résultats définitifs de l'opération. La plupart même d'entre eux ont pu être suivis jusqu'à leur mort ou jusqu'à l'heure actuelle. Quatre seulement ont été perdus de vue quelques mois après l'intervention.

La majorité de nos observations concernent des malades opérés à la clinique de M. le professeur Poncet. Les autres cas sont dus à la pratique de nos maîtres lyonnais, MM. Pollosson (M.), Rochet, Rollet, Coignet, Delore.

L'uréthrostomie périnéale, à en juger par les publications, ne semble pas, en effet, être sortie du domaine de la chirurgie lyonnaise.

Au point de vue des lésions qui ont nécessité l'uréthrostomie périnéale, nous pouvons répartir nos opérés de la manière suivante :

A. — Dix-neuf étaient des rétrécis incurables. Parmi ceux-ci, nous distinguerons :

1° Ceux qui présentaient concomitamment des lésions plus ou moins avancées de l'arbre urinaire ;

2° Ceux qui étaient en même temps porteurs d'une hypertrophie prostatique.

B. — Deux étaient atteints de tuberculose génitale avec lésions uréthrales plus ou moins étendues.

Que sont devenus tous ces malades au point de vue vital ?

Quatre, nous l'avons dit, ont été perdus de vue quelque temps après l'opération, soit quinze mois (obs. V), neuf mois (obs. VII), trois mois (obs. XIV) et un mois (obs. IX). Ces laps de temps représentent respectivement pour chacun d'eux un minimum de survie : la dernière fois que nous avons eu de leurs nouvelles, tous étaient en bonne santé.

Cinq de nos opérés sont morts depuis l'intervention. L'un (obs. II), âgé de soixante-cinq ans, est mort de cause indéterminée peu de temps après l'opération, alors qu'il était sorti guéri de l'hôpital, avec un méat périnéal fonctionnant bien. Deux autres sont morts de pneumonie, l'un (obs. IV) plus de sept ans, l'autre (obs. XVII) plus cinq ans après l'intervention, le premier à l'âge de quatre-vingt-un ans, le second à l'âge de soixante-cinq ans. Un quatrième (obs. XI) fut emporté par une hémorrhagie cérébrale, à l'âge de cinquante-huit ans, après être sorti en bon état de la maison de santé où il avait subi l'uréthrostomie périnéale. Enfin le cinquième (obs. XVI) est mort de tuberculose pulmonaire, cinq ans après l'opération à l'âge de quarante et un ans.

Aucun de nos opérés n'a donc succombé à l'hôpital des suites du traumatisme opératoire. Et dans aucun cas leur mort n'est imputable à l'évolution des lésions qui avaient nécessité chez eux la création d'un méat périnéal.

Les malades encore vivants, que nous avons pu revoir nous-même dernièrement, ou dont nous avons obtenu des nouvelles récentes, sont au nombre de quatorze. Sept d'entre eux sont opérés depuis plus de sept ans; deux depuis cinq ans; deux autres depuis plus de trois ans. Chez les trois derniers, l'intervention remonte à dix-neuf mois (obs. XXI), à dix mois (obs. XXII) et à quatre mois (obs. XXIII).

De ces simples constatations, il découle que la mortalité opératoire de l'uréthrostomie périnéale est absolument nulle. Nous ferons remarquer, cependant, que quelques-uns de nos malades (obs. IV, V, XXI) ont été opérés en pleine cachexie urinaire, menacés à courte échéance par la mort. Nous ne doutons pas que chez ces sujets, qui, grâce à l'opération de Poncet, ont bénéficié d'un résultat vital si remarquable qu'on peut le considérer comme une véritable résurrection, toute intervention conservatrice eût été incapable d'empêcher une issue fatale à bref délai. En effet, les statistiques même les plus favorables d'uréthrotomies, d'uréthrectomie, etc., ont à leur passif des morts non toujours attribuables à l'état avancé des lésions des voies urinaires, et relevant, tout au moins en partie, du traumatisme opératoire.

Non seulement la mortalité de l'uréthrostomie est nulle, mais encore ses suites sont des plus simples. Tous nos opérés sont, en effet, entrés en convalescence moins d'un mois après l'intervention, la plupart ont quitté l'hôpital au bout de quinze jours. Aucun n'a présenté de complications. Cette bénignité opératoire ne saurait nous étonner, puisqu'il s'agit d'une opération simple, à ciel ouvert, dont tous les temps sont bien réglés et d'une exécution facile et rapide. Mais nous appellerons surtout l'attention sur le petit nombre et la facilité des soins consécutifs : la sonde à demeure n'est point nécessaire, et la commodité des lavages, du drainage de la vessie, mettent rapidement un terme aux accidents infectieux. A ce point de vue, nous croyons inutile de rappeler combien souvent les succès des diverses uréthrotomies demeurent incertains, par la nécessité d'assurer ultérieurement la miction à travers une sonde à demeure, intolérable pour certains sujets irritables, et en contact avec des tissus déjà traumatisés et infectés. Deux de nos opérés (obs. I et VI) chez lesquels on avait placé à demeure une sonde de Pezzer, présentèrent un état des plus inquiétants, qui ne céda qu'avec la suppression de cette sonde. Dans ces deux cas, si l'on se fût contenté de pratiquer une uréthrotomie externe, la vie des malades était en jeu, et les résultats de l'opération entièrement compromis.

CHAPITRE II

MODIFICATIONS ANATOMIQUES ET PHYSIOLOGIQUES

L'uréthrostomie périnéale, opération de nécessité, sacrifie, au point de vue fonctionnel, une étendue plus ou moins grande du canal de l'urèthre. De ce fait, elle apporte une perturbation dans les dispositions anatomiques et le rôle physiologique de l'urèthre de l'homme. Ce sont ces modifications anatomiques et fonctionnels de l'état normal, et les inconvénients qui leur sont inhérents, que nous voulons envisager dans ce chapitre.

Nos constatations sont basées uniquement sur des examens cliniques, que nous avons faits aussi complètement que possible sur tous les malades que nous avons revus nous-même. Nous n'avons pas eu l'occasion de pratiquer d'autopsie qui puisse venir étayer nos observations faites sur le vivant. Mais nous estimons qu'en l'espece un examen nécropsique nous eût été de peu d'utilité. L'uréthrostomie ne crée, en effet, qu'une disposition nouvelle importante, facile à étudier *in vivo*, et consistant en l'existence d'un méat artificiel au périnée.

Ce méat périnéal, créé chez nos opérés, est situé sur la ligne médiane, en arrière des bourses et en avant de l'anus. Entre ces limites extrêmes, sa situation est variable : parfois s'ouvrant à la naissance même du scrotum (obs. XIII), il peut se rapprocher jusqu'à 2 centimètres de l'orifice anal (obs. XIX). Dans la majorité des cas, le nouveau méat urinaire est distant de 4 centimètres de l'anus.

Ses lèvres sont formées d'un tissu cicatriciel, blanchâtre, dur et rétractile, constituant parfois un anneau résistant, sorte de bourrelet appréciable au toucher.

Sa forme est tantôt celle d'une fente antéro-postérieure à bords plus ou moins saillants ou de niveau avec les téguments voisins, tantôt celle d'un pertuis à contours arrondis, et plus ou moins inversés. Le méat peut être dit dans le premier cas, *linéaire* et à *fleur de peau ;* dans le second *punctiforme* et *infundibuliforme*. Ces dispositions, qui sont les plus fréquentes, peuvent naturellement présenter tous les intermédiaires.

La première forme est celle du début, celle que revêt le méat dans les premiers temps qui suivent l'opération. Peu à peu la tendance rétractile de la cicatrice, surtout si elle n'est pas combattue par la dilatation, rétrécit l'orifice, attire ses bords en dedans, lui fait revêtir la seconde forme.

Cette tendance à la rétraction commande encore, outre la forme, les dimensions du méat périnéal. Son diamètre, en effet, est variable. Le calibre des sondes qui peuvent facilement franchir le méat varie de 12 à 20. Une dilatation régulière, mais toujours facile à exécuter, est le plus souvent nécessaire pour maintenir une ouverture suffisante de l'orifice. Cette nécessité d'un cathétérisme répété de temps à autre s'impose surtout au début, tant que le

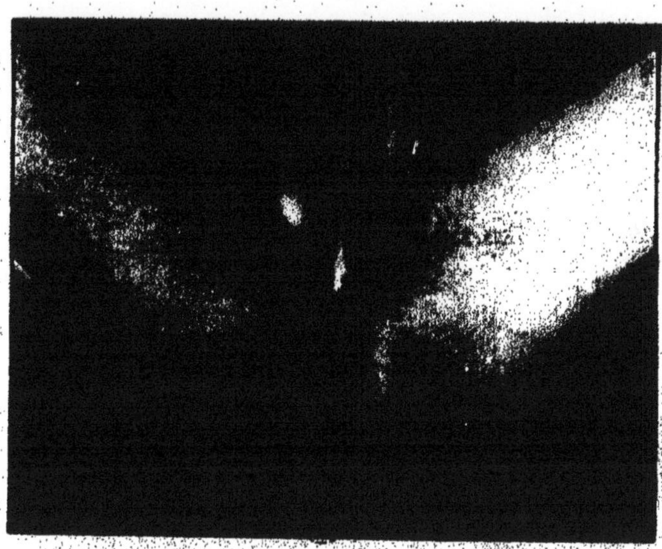

Méat périnéal

travail cicatriciel n'est pas complètement achevé. Plus tard, elle ne se fait sentir qu'à des intervalles de temps de plus en plus éloignés. Elle cesse même. Dans plusieurs de nos observations, les opérés ont abandonné toute dilatation depuis des années, sans que leur orifice uréthral ait subi de rétrécissement appréciable.

Dans deux cas, cependant (obs. III, XX), par suite de la négligence des malades, les dimensions du méat diminuèrent au point de nécessiter un léger débridement facile à pratiquer avec un ténotome.

Mais ce que nous tenons surtout à faire remarquer, c'est que le point le plus rétréci et le moins extensible du conduit urinaire de nos uréthrostomisés est toujours son orifice cutané. L'obstacle au cathétérisme, quand il existe, est sous les yeux du chirurgien, et il est toujours très aisé d'y remédier.

Tout instrument, cathéter ou sonde, qui a franchi l'orifice, glisse facilement jusque dans la vessie. On éprouve seulement, pendant les premiers millimètres, une légère résistance due, selon toute probabilité, à la tonicité du sphincter membraneux. Mais faisons observer que cette portion de l'uréthre, siège par excellence des spasmes à l'état normal, n'a jamais, chez nos opérés, présenté de contracture s'opposant au cathétérisme.

Le cathétérisme est encore facilité par la brièveté et la direction rectiligne du conduit urinaire des uréthrostomisés. Ce conduit, en effet, représente à peine un tiers de l'uréthre normal de l'homme. La section du canal a toujours eu lieu au niveau de la région bulbo-membraneuse, c'est-à-dire, d'une manière générale, au niveau du point le plus déclive de la courbe décrite par l'urèthre fixe. Il en résulte que la portion du canal désormais seule utilisée comprend cette partie de l'urèthre normal, étendue du col vésical à l'angle sous-pubien, qui est rectiligne et verticale.

Et, de fait, chez nos opérés, il suffit de pousser directement de bas en haut un instrument métallique droit par le méat périnéal pour pénétrer sans difficulté dans la vessie.

Il est probable, toutefois, que chez nos malades qui présentent en même temps une hypertrophie prostatique, le canal présente des déformations, des courbures en sens variés. Cependant, jamais le sujet lui-même n'a éprouvé de difficultés à pratiquer le cathétérisme, même avec des instruments rigides, et jamais il n'a fait de fausse route. On sait pourtant quel obstacle parfois insurmontable offrent au cathétérisme normal les déviations de l'urèthre dues à l'hypertrophie prostatique.

Nous avons cherché, chez quelques-uns des uréthrostomisés, à déterminer la longueur de leur nouveau conduit uréthral, en pratiquant un cathétérisme évacuateur, et en mesurant sur la sonde la distance qui séparait l'œil de l'instrument du méat périnéal, dès que s'écoulaient les premières gouttes d'urine. Nous avons obtenu en moyenne le chiffre de 4 centimètres.

Quant au calibre du canal, sa détermination exacte dans chaque cas particulier ne laisse pas d'être délicate, et n'a, d'ailleurs, aucune importance en l'espèce. Il nous suffit de rappeler l'immunité dont jouissent les portions prostatique et membraneuse de l'urèthre, vis-à-vis des rétrécissements organiques, et de constater que, de fait, chez nos malades, jamais la lumière du canal, du reste très dilatable à ce niveau, n'a présenté d'obstacle au cathétérisme.

Quelles sont les modifications que la disposition anatomique nouvelle, que nous venons de décrire, apporte au rôle de l'urèthre? Ce rôle normalement est double : il consiste dans l'expulsion de l'urine d'une part, et du sperme de l'autre : il intéresse à la fois la miction et la copulation.

Nous étudierons d'abord la physiologie de la miction chez les uréthrostomisés.

Cette fonction, comme dans les conditions normales, reste volontaire. Un seul de nos malades perd ses urines (obs. X). Mais cette incontinence relève chez lui de lésions médullaires : c'est un tabétique. Tous nos autres malades retiennent leurs urines comme dans l'état physiologique habituel. Et cette constatation ne saurait nous étonner, puisque l'uréthrostomie, telle que la pratique notre Maître, n'intéresse en rien le sphincter vésical. Bien plus, le sphincter membraneux est également conservé, ou tout au moins son rôle reste aussi efficace que par le passé ; nos opérés peuvent en effet résister à l'envie d'uriner, et cela aussi longtemps qu'avant l'opération : un de nos malades (obs. XXI) nous affirme pouvoir rester dix à douze heures sans uriner.

La projection des urines a lieu avec une force variable suivant les sujets, mais toujours à plein méat. Le jet a l'exacte apparence du jet d'urine chez la femme.

L'expulsion du contenu vésical se fait donc par le méat périnéal dans les mêmes bonnes conditions que par un méat normal. Seul le mode d'urination est changé. Le malade transformé en hypospade périnéal ne peut plus désormais uriner qu'à la manière des femmes, dans la position accroupie. La miction le long des murs, dans les urinoirs publics n'est plus possible pour lui.

Un de nos opérés (obs. XIII), cependant, conserve la faculté d'uriner debout comme autrefois. Il est redevable de cet avantage à la situation tout à fait particulière de son méat qui s'ouvre au niveau même du scrotum.

Mais tous les autres sujets ne peuvent uriner dans la station verticale qu'à la condition de placer un vase entre les cuisses, le scrotum relevé en avant.

Il semble *a priori* que cette déviation fonctionnelle doive constituer une véritable infirmité, que l'opéré ne supportera pas sans tristesse, qui pourra agir péniblement sur son moral. Ce sont là des objections auxquelles nous ne saurions mieux répondre qu'en faisant connaître les opinions de nos malades interrogés à ce sujet. A tous nous avons demandé quels inconvénients résultaient pour eux de leur nouvelle situation. La plupart nous ont avoué s'être très vite habitués à la posture accroupie pour uriner, et ne s'en soucier plus du tout actuellement.

Deux seulement voient un petit désagrément, l'un (obs. XXI) dont l'opération est relativement récente, à être obligé de poser son pantalon à chaque miction, l'autre (obs. XV), qui est charpentier, à ne pouvoir uriner partout où l'appelle son travail. Par contre, plusieurs de nos opérés ont vu s'améliorer leur situation, même au point de vue que nous envisageons. Ces malades, porteurs de fistules périnéales étaient, déjà avant l'opération, obligés de s'accroupir pour uriner. Et l'intervention, chez eux, si elle n'a pas modifié la manière d'uriner, a eu l'avantage de supprimer les efforts pénibles de la miction, et d'éviter les souillures fréquentes des vêtements. C'est là un bénéfice qu'ils savent apprécier.

D'autre part, non seulement cette déformation fonctionnelle n'est pas apparente, mais encore les malades parviennent à la dissimuler avec grande facilité aux gens de leur entourage, à ceux même dans l'intimité desquels ils vivent : le malade de notre observation XII est marié depuis deux ans, et il a pu, jusqu'à ce jour, laisser ignorer son état à sa femme.

Dans aucun cas, l'état psychique de nos opérés n'a eu à souffrir de l'opération. Aucun de nos uréthrostomisés ne considère comme une déchéance de sa virilité d'être obligé d'uriner comme une femme. Plusieurs, au contraire, ont vu s'améliorer considérablement leur état mental, depuis que leur pensée, autrefois occupée jusqu'à l'obsession par leur canal, ne s'en inquiète plus. A ce point de vue, l'opinion générale de nos opérés se montre résumée par celle de l'un d'eux qui estime que « le tuyau est toujours assez long pourvu qu'il soit en bon état, et que c'est un médiocre plaisir de se voir uriner par le bout de la verge, quand il faut se donner tant de peine et tant souffrir ».

D'ailleurs il est possible de remédier aux inconvénients de ce mode d'urination et de permettre aux malades d'uriner dans la position debout, dans les mêmes conditions que le commun des hommes. Il suffit pour eux de se servir d'une petite sonde molle dont l'introduction est facile dans le méat périnéal, et qui peut conduire le jet de l'urine comme le ferait la portion pénienne de l'urèthre. C'est le procédé qu'emploie le malade de notre observation I. Nous l'avons conseillé aux malades que nous avons revus, mais la plupart l'ont jugé inutile : c'est démontrer une fois de plus combien peu ennuyeuse est pour eux la position accroupie en urinant.

Tous les opérés, du reste, auxquels nous avons proposé

une intervention ayant pour but de les faire uriner par leur ancien méat, ont refusé catégoriquement, rappelant ainsi l'état d'esprit de certains fistuleux périnéaux auxquels ont fait allusion, lors de la communication de M. Poncet, MM. Verneuil, Kœberlé et Sévéréano. Chez ces sujets, une sorte d'urthérostomie périnéale spontanée s'était faite à la suite d'accidents inflammatoires, ils urinaient par leur fistule et aucun d'eux ne voulait entendre parler de la fermeture de leur nouveau méat.

En somme, il résulte, de l'avis même des uréthrostomisés, que leur mode spécial d'urination ne constitue qu'un inconvénient d'ordre social et non une imperfection d'ordre physiologique, une infirmité proprement dite.

Si, chez les uréthrostomisés, l'urèthre ne remplit pas moins bien son rôle au point de vue de la fonction urinaire, et cela sans grand désagrément pour les opérés, en est-il de même au point de vue de la fonction génitale ? A ce point de vue, le rôle de l'urèthre, qui est de conduire le sperme à l'intérieur des voies génitales de la femme, n'est plus rempli. Le produit est évacué avant sa destination. La fécondation naturelle n'est plus possible. Ces conditions nouvelles, dans lesquelles l'uréthrostomie périnéale place les malades, sont certes passibles de sérieux reproches. Mais il ne s'agit point pour nous de discuter les objections qu'*a priori* peut soulever la création d'un méat périnéal. Nous nous proposons simplement d'envisager ce que sont devenus nos opérés, au point de vue de la fonction génitale, et d'exposer les inconvénients qu'a eus pour eux l'intervention.

Il va de soi qu'il ne saurait être question ici que de nos

malades relativement jeunes encore et toujours aptes à la reproduction, qui représentent en somme le plus petit nombre de nos observations. La majorité de nos opérés sont en effet des vieillards chez lesquels la fonction génitale, plus ou moins éteinte, est complètement primée, effacée même, pouvons-nous dire, par la fonction urinaire.

Chez nos malades qui, avant l'opération, étaient encore dans la période génitale, que sont devenus, après l'intervention, les différents actes du coït, les différents temps de la copulation ? Sauf un seul, qui est la progression du sperme jusque dans les voies génitales de la femme, tous ont été conservés intacts. Et ce résultat pouvait être prévu *a priori*, l'opération portant uniquement sur le canal de l'urèthre, n'intéressant, ne lésant aucun des autres organes jouant un rôle dans l'acte de la reproduction.

Chez tous, l'érection est restée normale. Il en est de même de l'éjaculation et des sensations spéciales qui la précèdent et qui l'accompagnent. Cette conservation de tous les attributs de la virilité est fort appréciée des malades. L'un d'eux même (obs. XXI) a retiré, à ce point de vue, un bénéfice de l'opération, indirectement par l'amélioration de son état psychique. Ce malade rendu neurasthénique par la préoccupation constante de son urèthre, était presque dans un état complet d'impuissance. Depuis l'opération il a retrouvé son aptitude au coït, sa puissance virile auparavant compromise.

Envisageons maintenant nous pouvons dire le seul inconvénient qui résulte, chez nos opérés, de la déviation de la fonction génitale de l'urèthre : nous voulons parler de l'impossibilité de la fécondation suivant son mode habituel. Cette considération, en présence de laquelle tous nos malades ont été mis avant l'opération, n'a arrêté aucun d'eux. Tous, en effet, étaient célibataires ou pères déjà de plusieurs enfants. Depuis, aucun de nos malades interrogés à ce sujet, ne s'est plaint de sa situation nouvelle.

D'ailleurs à tous reste la ressource de la fécondation artificielle.

Faisons enfin remarquer que, chez nos malades opérés jeunes encore, il s'agissait ou bien (obs. I, XIV) d'une question vitale, ou bien (obs. XII, XIII) d'un sacrifice étendu des organes génitaux (amputation du pénis). Chez les premiers, l'opération visait la conservation de l'individu avant celle de l'espèce : elle a obtenu l'une en ne compromettant pas radicalement l'autre. Chez les seconds elle a été conservatrice par excellence : les malades ont conservé l'organe et partiellement la fonction.

CHAPITRE III

MODIFICATIONS DE L'ÉTAT PATHOLOGIQUE

Notre but est maintenant d'examiner quelles sont les modifications que l'opération de Poncet a apportées à l'état pathologique de nos malades, aux troubles généraux et aux lésions locales qu'ils présentaient. Pour apprécier plus exactement les résultats que l'uréthrostomie a donnés dans cet ordre de faits, nous passerons séparément en revue nos diverses catégories d'opérés.

A. — *Rétrécis plus ou moins infectés.*

Chez tous les malades de cette catégorie, l'évolution des accidents a été à peu près la même. Anciens blennorrhagiens pour la plupart, ils ont vu se révéler des signes de rétrécissement, pour la première fois, de nombreuses années avant leur entrée à l'hôpital. Ce furent, au début, des troubles mictionnels purement mécaniques, auxquels ils prêtèrent plus ou moins d'attention. A la longue le muscle vésical, dans sa lutte constante contre l'obstacle uréthral, finit par céder, brusquement (rétention totale aiguë) ou progressivement (rétention incomplète). La stagnation urinaire apparut et ouvrit la porte des voies urinaires supérieures aux germes infectieux déjà établis dans l'urèthre ou véhiculés par des cathétérismes malpropres. D'abord ce furent simplement des symptômes vésicaux : mictions fréquentes et douloureuses, urines troubles, ammoniacales, parfois striées de sang, etc.

Puis l'uretère, le bassinet subirent le contre-coup de la distension et de l'infection de la vessie. La menace de ce double danger finit par retentir sur le rein, se traduisant par des accès de fièvre, des troubles digestifs, une altération de plus en plus grave de l'état général.

Chez plusieurs, des complications mécaniques et inflammatoires vinrent encore aggraver ce tableau clinique : infiltration d'urine, abcès urineux multiples, fistules consécutives plus ou moins incurables, etc.

Pour parer à cette progression des accidents urinaires, les malades se sont soumis à toutes les variétés du traitement classique des rétrécissements. Mais dans l'impossibilité où ils se trouvaient de conserver le résultat immédiat acquis par un traitement post-opératoire régulier et bien conduit, par des séances consécutives de dilatation, par le cathétérisme perpétuel, ils ne tirèrent que des bénéfices momentanés des différentes méthodes palliatives employées. Presque tous nos malades sont en effet des ouvriers, des déshérités de la fortune et de l'intelligence, pour lesquels le temps c'est du pain, et qui ne comprennent pas qu'une opération puisse ne pas être radicale, définitive, et qu'elle exige des soins consécutifs.

Aussi en dépit de toute thérapeutique, de tout traitement chirurgical, chez eux continua à évoluer la cystopyélonéphrite. Et nos rétrécis, devenus des urinaires, s'acheminaient à grands pas vers la cachexie finale.

C'est plus ou moins au terme de cette évolution que

l'uréthrostomie périnéale fut proposée aux malades. Mis en présence de ses inconvénients, ils n'hésitèrent pas cependant à l'accepter. Quels services cette opération leur a-t-elle donc rendus ? C'est ce que nous voulons maintenant examiner.

Les accidents, que présentaient nos malades au moment de l'intervention, et que nous venons d'énumérer à grands traits, étaient de deux sortes, les uns mécaniques, les autres infectieux. L'uréthrostomie périnéale n'a visé directement que les accidents mécaniques, les considérant comme le *primum movens*, le point de départ des phénomènes infectieux, et espérant, en supprimant les premiers, agir du même coup sur la disparition des seconds. A-t-elle rempli le but qu'elle se proposait *a priori* ? Et d'abord, les troubles mictionnels relevant simplement d'un obstacle au cours des urines ont-ils disparu ? Toutes nos observations nous permettent de répondre de la manière la plus affirmative à cette question.

En ouvrant une issue aux urines en amont de l'obstacle, l'opération a supprimé, sinon la cause, du moins les effets. La miction est redevenue normale chez tous les opérés. Désormais, chez eux, plus de difficultés pour uriner, plus d'efforts pénibles et douloureux, plus de sondages périlleux et obsédants. Et ces résultats, qui furent obtenus immédiatement, ont persisté intégralement jusqu'à ce jour et peuvent être considérés comme définitifs.

Tous les malades de cette catégorie ont été délivrés à jamais du cauchemar des cathétérismes et des opérations nouvelles.

Et d'ailleurs il était facile de concevoir *a priori* qu'il ne pouvait être question de récidives après l'uréthrostomie, que l'opération supprimerait radicalement les troubles mécaniques dus à la barrière opposée par les rétrécissements. On pouvait craindre seulement que l'uréthrostomie ne créât un nouvel obstacle : nous avons vu dans le chapitre précédent que si quelquefois la rétraction cicatricielle du méat peut, à la longue, apporter une entrave à la micti n, il est très simple de prévenir cette éventualité, et plus simple encore d'y remédier.

Quelle influence maintenant a eue l'opération sur l'infection des voies urinaires ?

Remarquons tout d'abord que très rapidement, chez tous nos malades, ont disparu les phénomènes généraux traduisant l'empoisonnement urinaire. En ouvrant une libre voie au cours des urines, l'uréthrostomie a mis fin à la stagnation vésicale et à la distensi n de l'arbre urinaire et, conséquemment, a fait cesser les phénomènes de résorption des produits septiques, et les troubles du fonctionnement rénal. Les accès de fièvre, si fréquents chez nos malades avant l'opération, disparurent à jamais. Les troubles digestifs d'origine urinaire cessérent pour ne plus reparaître depuis. L'état général s'améliora immédiatement et, dès lors, s'est toujours maintenu excellent ou ne s'altéra que sous l'influence d'une affection étrangère à toute lésion uréthrale. Très vite, nos opérés reprirent leurs forces, leur embonpoint d'autrefois. Le malade de l'observation XIV, moins de trois mois après l'opération, a engraissé de 15 kilogrammes.

Tous les uréthrostomisés renaissent bientôt à la vie active, reprennent leur travail. L'un d'eux, actuellement âgé de soixante-quatre ans, continue à exercer le pénible métier de charpentier.

En définitive, on ne pouvait espérer de meilleures modifications de l'état général. Quant à la disparition des accidents locaux infectieux, les résultats obtenus nous permettent de répartir les opérés en trois groupes.

1° L'un d'eux (obs. V) présentait au moment de l'opération avec des symptômes de cystite infecticuse, des signes indubitables de pyonéphrose faisant même prévoir la mort à brève échéance. Chez lui, l'opération a sans doute été incapable de faire disparaître ces lésions rénales, déjà installées depuis longtemps, mais elle a retardé leur évolution d'une manière frappante. Les urines restèrent purulentes, les reins volumineux et douloureux, mais quinze mois après l'intervention, le malade vivait encore, le rein évacuant complètement et facilement son pus, comme un abcès convenablement drainé : Depuis, le malade a été perdu de vue. Mais, quoi qu'il soit advenu de lui, le résultat obtenu, tout au moins au point de vue vital peut être considéré comme des plus remarquables.

Nous ne doutons pas que toute autre opération sur les voies urinaires eût sinon hâté l'issue fatale, du moins été incapable de l'empêcher dans un bref délai.

2° Trois de nos malades (obs. VIII, XV, XVIII), après être restés plus ou moins longtemps indemnes de tout accident urinaire, ont vu réapparaître quelques symptômes vésicaux traduisant l'insuffisance des contractions et un certain degré de catarrhe de la vessie.

Nous n'avons pu revoir nous-même ces trois malades et, par conséquent, juger exactement de leur état. Cependant, d'après les renseignements que nous avons obtenus d'eux, il nous a semblé que parfois ils vidaient incomplètement leur réservoir urinaire, et l'existence de temps à autre d'urines troubles révèle chez eux la persistance d'une inflammation chronique de la vessie. Chez deux même de ces opérés, on peut supposer la formation de calculs phosphatiques vésicaux.

Mais nous ferons observer que ces trois malades sont d'un âge avancé, et il est permis de supposer que chez eux la faiblesse contractile de la vessie est sous la dépendance d'une artério-sclérose sénile. Remarquons aussi que deux au moins d'entre eux (obs. VIII, XV), (sur le troisième nous n'avons pas de renseignements à ce sujet) ont abandonné, dès leur sortie de l'hôpital, tout lavage antiseptique apte à combattre efficacement l'infection vésicale.

3° Enfin, un troisième groupe comprend les malades chez lesquels tout symptôme urinaire a définitivement disparu depuis l'opération. Ce groupe réunit la grande majorité de nos opérés. (Obs. I, IV, VI, IX, X, XI, XIV, XVI, XIX, XX, XXI, XXII, XXIII.)

Tous les malades auxquels nous faisons allusion ici présentaient avant l'opération, depuis plus ou moins longtemps, outre des phénomènes généraux d'intoxication urinaire, des symptômes d'inflammation et de suppuration locales (cystite, phlegmons péri-uréthraux, etc.). Après l'intervention, chez tous, plus ou moins tôt suivant les sujets, s'amendèrent progressivement et finirent par disparaître tous ces accidents locaux. Non seulement l'appareil urinaire supérieur fut préservé, non seulement l'infection des voies urinaires fut arrêtée dans sa progression ascendante, mais encore les lésions déjà établies furent radicalement guéries. La vessie fit retour à l'état aseptique cliniquement du moins, à en juger par l'état des urines et l'absence de symptômes subjectifs. Les urines, autrefois sales et fétides, ammoniacales, albumineuses, purulentes, parfois sanguinolentes, redevinrent claires, reprirent leurs caractères normaux, et depuis n'ont pas cessé de les conserver.

Les mictions fréquentes et douloureuses restèrent désormais inconnues des malades. Les abcès urineux incisés se cicatrisèrent rapidement. Les fistules se fermèrent dès qu'elles cessèrent de donner passage aux urines septiques.

Ces résultats furent obtenus chez quelques opérés presque d'emblée ; chez d'autres, très âgés, ou depuis très longtemps infectés, il fallut avoir recours à de nombreux lavages vésicaux pendant un temps assez prolongé ; mais en définitive et à la longue, le bénéfice retiré de l'opération par tous les malades de ce groupe fut le même : disparition, au moins cliniquement, de tout état inflammatoire des voies urinaires.

En résumé, chez tous nos malades opérés pour des retrécissements incurables avec des lésions plus ou moins avancées de l'arbre urinaire, l'uréthrostomie périnéale a mis fin d'une manière définitive aux troubles mécaniques de la miction, créés par l'obstacle uréthral, elle a fait disparaître radicalement les phénomènes généraux dus à l'empoisonnement urinaire. Quant aux lésions locales, chez un seul, leur évolution très avancée ne fut que retardée ; chez trois autres, atteints de dysurie sénile, elles furent amendées sans disparaître complètement ; chez la grande majorité, leur guérison fut complète et radicale.

B. — *Rétrécis prostatiques.*

Six de nos rétrécis, au moment de l'opération, étaient en même temps affectés d'une hypertrophie prostatique (obs. II, III, VII, XVII, XXII. XXIII).

Chez eux, deux obstacles s'opposaient à l'évacuation normale des urines, d'une part les coarctations uréthrales, de l'autre l'hypertrophie de la prostate. La création d'un méat au périnée a supprimé le premier obstacle, et elle a paré aux accidents causés par la présence des rétrécissements, aussi efficacement chez eux que chez les malades de la catégorie précédente. Mais elle a laissé subsister le second obstacle, et *a priori* on pouvait craindre, chez ces malades, l'apparition, tôt ou tard, de troubles de la miction imputables à l'hypertrophie de la prostate. Or, aucun de nos opérés n'a présenté dans la suite d'accident de prostatisme proprement dit, de rétention d'urine en particulier. Ces résultats obtenus sont tout à fait remarquables chez le malade de l'observation III, qui, actuellement âgé de soixante-dix-sept ans, est opéré depuis plus de huit ans.

Sans doute, chez la plupart des sujets de cette catégorie, la force contractile de la vessie n'est point restée suffisante pour surmonter constamment l'obstacle prostatique, pour assurer une évacuation complète des urines dans les conditions normales. Mais ces malades ont eu recours, comme on leur avait conseillé, à des cathétérismes réguliers, que l'opération rendait singulièrement faciles.

Nos opérés se soumettent très bien, en effet, à cette

nécessité de sondages répétés, qu'ils peuvent pratiquer eux-mêmes dès les premiers jours, avec la plus grande facilité et sans crainte de traumatiser le canal ou de faire fausse route.

Si donc l'uréthrostomie périnéale n'a point supprimé l'obstacle créé par l'hypertrophie prostatique, elle a permis tout au moins de l'aborder de plus près, avec pleine sécurité, et, de ce fait, a prévenu ses fâcheuses conséquences : tous nos malades ont été désormais à l'abri des phénomènes d'empoisonnement urinaire, si communs chez les prostatiques.

C. — *Tuberculose uréthrale.*

Deux de nos malades (obs. XII, XIII) présentaient avant l'opération des lésions de tuberculose locale intéressant le corps spongieux et l'urèthre. Chez l'un (obs. XIII), l'étendue et la profondeur de ces lésions étaient telles qu'elles semblaient devoir nécessiter l'amputation du pénis. Chez l'autre (obs. XII), après ablation des portions ulcérées de la muqueuse uréthrale, on se trouva dans l'impossibilité de reconstituer un canal. Chez tous les deux, M. Poncet, après destruction des foyers d'infiltration tuberculeuse, aboucha l'urèthre au périnée.

Actuellement, ces deux malades, qui vivent encore, sont opérés depuis plus de sept ans. Les résultats obtenus sont tout à fait dignes d'attention.

L'opération a été chez eux curatrice, tout en ayant été conservatrice, chez l'un tout au moins. Chez ces deux malades, les lésions de tuberculose locale génito-urinaire ont été radicalement guéries. Et les troubles urinaires qui étaient sous leur dépendance ont définitivement disparu. Nous estimons que la création d'un méat au périnée, en mettant le canal de l'urèthre au repos et en assurant une évacuation facile des urines, a contribué, pour une forte part, à arrêter l'évolution de la tuberculose locale de nos deux opérés.

L'état général de ces malades n'a pas été, il va sans dire, sans subir une heureuse influence de la disparition de foyers d'infection locale. Nous avons revu nous-même ces deux malades, dont la santé générale est excellente, et n'a eu à souffrir depuis l'opération d'aucune manifestation tuberculeuse importante.

Ainsi, au point de vue des modifications de l'état pathologique, l'opération de Poncet a, chez tous nos malades, confirmé, parfois même dépassé, pouvons-nous dire, les espérances du chirurgien. Elle a mis fin d'une manière définitive et aussi complètement que possible à tous les accidents urinaires qu'ils présentaient.

A côté de ces bénéfices que nos uréthrostomisés ont retirés de la création, chez eux, d'un méat périnéal, que pèsent dans la balance les inconvénients qui ont pu résulter pour eux des nouvelles conditions physiologiques dans lesquelles ils se trouvent ? Nous ne répondrons à cette question qu'en rapportant les opinions émises par nos malades, interrogés à ce sujet.

A tous nous avons demandé s'ils estimaient avoir plus gagné que perdu à être opérés, s'ils regrettaient leur ancien état au point de vue génito-urinaire, s'ils désiraient qu'on leur rende une miction dans les mêmes conditions qu'autrefois.

Tous nous ont fait la même réponse. Ils sont entièrement satisfaits de l'opération. Ils se soucient peu des petits inconvénients qu'elle a pu entraîner pour eux. Ils ne voient guère que les avantages qu'ils en ont retirés. Ils ne regrettent rien, si ce n'est de n'avoir pas subi plus tôt cette intervention.

La majorité de nos uréthrostomisés ont, en effet, conservé de leurs antécédents uréthraux comme une sorte d'épouvante. Leur passé urinaire a laissé dans leur esprit l'impression d'un affreux cauchemar. On ne peut leur proposer de rétablir, chez eux, la miction par l'extrémité de la verge, sans qu'immédiatement ils repoussent bien loin cette idée.

Le contentement de quelques-uns va jusqu'à un degré d'enchantement qui n'a pas été sans nous surprendre parfois nous-même. Il est rare, estimons-nous, de trouver un état de satisfaction aussi général, surtout chez cette catégorie de sujets, à laquelle appartiennent la plupart de nos opérés, et qu'une tendance naturelle de leur esprit porte à attribuer à l'opération qu'ils ont subie tous les malaises consécutifs qu'ils présentent.

Pour donner une appréciation générale des résultats obtenus nous croyons inutile d'ajouter aucune considération théorique aux opinions formulées par les uréthrostomisés eux-mêmes.

CHAPITRE IV

INDICATIONS D'APRÈS LES RÉSULTATS

Des constatations cliniques faites dans les chapitres précédents, nous croyons pouvoir tirer les conclusions suivantes au point de vue de la valeur et des indications de l'uréthrostomie périnéale.

La manière de voir de M. le professeur Poncet a été justifiée par l'expérience dans chaque cas particulier. L'excellence des premiers résultats obtenus, soumise au contrôle d'une observation prolongée, ne s'est pas démentie.

Les indications de l'uréthrostomie périnéale, déjà formulées dans la thèse de Coignet, non seulement conservent toute leur valeur, mais méritent d'attirer plus souvent l'attention des chirurgiens.

Nous ne croyons pas inutile de les répéter de les préciser si possible et, voire même, de les étendre.

Dans les rétrécissements de l'urèthre, l'uréthrostomie périnéale est l'intervention de choix, quand on est en présence d'une imperméabilité invincible du canal, chez des vieillards, infectés avec des accidents septicémiques plus ou moins graves, réfractaires à tout cathétérisme, et dont la condition sociale exige un traitement définitivement curatif.

Dans ces cas, l'opération de Poncet assure de la façon la plus rapide et la plus durable, avec le minimum de traumatisme opératoire et de soins consécutifs, l'évacuation complète et régulière du contenu vésical. Le libre écoulement des urines, en même temps qu'il fait disparaître les troubles mécaniques de la miction, agit sur les accidents d'infection urinaire en arrêtant la résorption de produits septiques, et la gêne des fonctions rénales.

Outre ces avantages, relevant du rétablissement d'une libre voie de sortie pour les urines, d'autres résultent de la facilité de pénétration dans la vessie. L'opération permet en effet d'obtenir la désinfection des voies urinaires, de combattre l'état catarrhal du réservoir vésical par des lavages antiseptiques dans des conditions meilleures qu'à l'état normal. Le malade peut, en effet, pratiquer lui-même ces lavages avec la plus grande facilité, sans douleur et sans danger. On conçoit même dans des cas de cystite rebelle la possibilité d'exercer sur les lésions vésicales une action modificatrice plus directe par le curettage, comme Guyon l'a conseillé chez la femme.

Le retour des voies urinaires à l'état aseptique sera obtenu d'une manière d'autant plus facile, complète et durable, que l'infection sera plus récente, que la vessie sera moins scléreuse, que le sujet usera de lavages antiseptiques plus réguliers et plus répétés.

Quant aux inconvénients que présente ultérieurement la création d'un méat périnéal pour la catégorie de malades que nous envisageons ici, nous n'en voyons guère qu'un seul : le mode anormal d'urination dans la position accroupie.

Ainsi, chez tous les sujets qui réunissent les conditions énumérées plus haut, nous estimons que l'uréthrostomie périnéale est l'opération de choix qui prime toutes les autres méthodes chirurgicales, et que l'on doit sans hésitation proposer au malade.

La nécessité de peser les avantages et les inconvénients, de discuter le pour et le contre de l'opération n'a lieu d'être que pour les sujets qui ne répondent qu'à une partie des indications précédentes.

Nous n'avons pas l'intention d'examiner chacun des cas particuliers en présence desquels le chirurgien peut se trouver dans la pratique, et dans lesquels l'uréthrostomie périnéale est plus ou moins indiquée. Nous ne saurions d'ailleurs apporter de règles fixes, ayant une valeur générale, dans des cas dont le nombre peut varier à l'infini.

Mais les résultats que nous venons d'exposer pourront tout au moins guider le chirurgien dans la ligne de conduite à suivre, en lui faisant connaître les avantages qu'il sera en droit d'attendre de l'opération et les inconvénients que la création d'un méat périnéal pourra présenter pour l'opéré.

Nous voulons cependant appeler l'attention très brièvement et sans discussion sur un certain nombre de cas déterminés qui, à notre avis, sont justiciables de l'uréthrostomie périnéale.

1° Lorsque chez un rétréci, l'infection urinaire est devenue un danger menaçant pour la vie, lorsque des symptômes de pyonéphrose avancée font prévoir une issue fatale à brève échéance, lorsqu'en un mot il s'agit d'une interdiction *quoad vitam*, d'une question de vie ou de mort, nous estimons que le sujet, fût-il très jeune, il faut avoir recours à l'uréthrostomie périnéale.

Toute intervention sur les reins ne ferait que hâter l'évolution des accidents. Toute opération conservatrice sur l'urèthre entraînerait un trop grand shock opératoire, et la sonde à demeure dans ces cas-là ne fait le plus souvent qu'aggraver les désordres.

2° Nous proposons encore l'uréthrostomie périnéale d'emblée chez certains vieillards, rétrécis de longue date, infectés à l'état latent, mais menacés de la brusque éclosion d'accidents généraux pouvant entraîner la mort.

Il existe, en effet, toute une catégorie de vieux rétrécis qui grâce à des séances régulières de dilatation ont pu éviter pendant de nombreuses années toute intervention sanglante sur le canal de l'urèthre, chez lesquels l'infection urinaire, sans avoir jamais donné lieu à des poussées aiguës de fièvre ni à des complications proprement dites, n'en existe pas moins moins se traduisant par une élévation constante de la température qui peut passer inaperçue du malade lui-même, et des légers troubles digestifs, dont la cause peut être méconnue. C'est chez ces malades, qui conservent l'apparence d'un bon état général, qu'on voit souvent survenir brusquement, à la suite d'un écart de régime ou d'une négligence dans la pratique de leurs cathétérismes des accidents infectieux très graves, mettant le vie en danger.

A ces sujets s'adresse pour nous l'uréthrostomie périnéale. C'est à notre sens l'intervention la plus apte à prévenir le plus sûrement les menaces de l'empoisonnement urinaire, et cela en exigeant le moins de traumatisme opératoire.

3° La coexistence chez un rétréci d'une hypertrophie prostatique n'est pas une contre-indication de l'uréthrostomie périneale. C'est pour nous, au contraire, une raison de plus d'y recourir.

L'opération du même coup mettra fin aux complications des rétrécissements et permettra de lutter efficacement contre les accidents prostatiques.

Grâce à la facilité des cathétérismes, grâce peut-être aussi à la brièveté et à la rectitude relative du conduit urinaire, les malades seront à l'abri de la rétention d'urine. Il est même permis de penser que l'absence de stagnation vésicale aura une influence retardante sur l'hypertrophie de la prostate, s'il est vrai que la congestion de cet organe favorise cette évolution, et que l'état de plénitude de la vessie entretient la stase sanguine de la prostate. Congestion prostatique et réplétion vésicale exercent l'une sur l'autre une action défavorable.

Il n'est même pas exagéré de penser, à notre sens, que chez des prostatiques purs, la création d'un méat artificiel pourrait être d'une grande utilité. Nous nous associons à l'opinion de Coignet qui, déjà en 1893, pensait « que chez certains prostatiques avec cathétérisme impossible ou encore laborieux et difficile, surtout s'il s'agit de vieillards chez lesquels les accidents d'infection urinaire ne sont pas trop menaçants, l'uréthrostomie périnéale pourrait rendre des services et l'emporter sur la cystotomie sus-pubienne. »

4° La création d'un méat périnéal reste indiquée dans les cas de destruction étendue, soit traumatique, soit inflammatoire de la muqueuse uréthrale. En particulier dans certains cas de lésions tuberculeuses de l'urèthre dont l'ablation entrainera l'arrachement de la muqueuse sur une large surface, on devra pratiquer l'uréthrostomie périnéale. Cette opération, en mettant le canal au repos, en faisant cesser les troubles de la miction, aidera le plus efficacement possible à la guérison radicale de cette tuberculose locale.

D'une manière générale, quelles que soient les lésions, nous estimons que le chirurgien devra toujours songer à l'uréthrostomie périnéale avant de décider une amputation du pénis.

Il n'est pas douteux que dans des cas de tuberculose ou de cancer du pénis nécessitant le sacrifice de cet organe, mais sacrifice auquel s'opposerait formellement le malade, la création d'un méat artificiel serait la meilleure opération palliative, la plus apte à atténuer les symptômes déjà existants et à retarder l'évolution des lésions.

5° Nous rappellerons, en dernier lieu, qu'après l'amputation du pénis M. Montaz (de Grenoble) [1] a proposé, pour éviter toute irritation de la cicatrice par le contact des urines, d'aboucher l'urèthre en arrière de la plaie au niveau du périnée.

[1] Léon Montaz, *Gazette des hôpit[illegible]* [illegible]7 août 1889. Paquier, thèse de Montpellier, 1888.

OBSERVATIONS

Observation I (thèse Coignet, continuée).

Uréthrostomie périnéale pour rétrécissements blennorrhagiques multiples, étendus et provoquant depuis longtemps des accès de fièvre urineuse.

30 mars 1892. — M. C..., trente-cinq ans, employé de commerce souffre depuis sept à huit ans de rétrécissements de l'urèthre d'origine blennorrhagique: gêne de la miction, envies plus ou moins fréquentes d'uriner, accès fébriles, surtout fréquents depuis trois mois à la suite de cathétérismes répétés. A la date du 28 mars, le malade, vu pour la première fois par M. Poncet, se présente avec le cortège symptomatique habituel d'une infection urinaire aiguë : pâle, amaigri, la langue sale, pâteuse, il a eu plusieurs violents frissons et une température au-dessus de 40 degrés. A l'examen local, en arrière du scrotum, induration ligneuse se prolongeant entre les branches ischio-pubiennes. L'exploration de l'urèthre, qui ne peut être faite qu'après anesthésie, indique un premier rétrécissement à 9 centimètres environ du méat, laissant assez facilement passer une bougie n° 7; puis un second au niveau de la région bulbaire, celui-ci plus étendu : la bougie qui ne peut le franchir du reste, semble fortement étreinte sur une hauteur d'au moins 2 à 3 centimètres.

Les urines ont été maintes fois sanguinolentes. Les dernières ont une forte odeur ammoniacale, et la bougie introduite dans l'urèthre ramène un peu de pus.

Le diagnostic est donc : rétrécissements multiples étendus de l'urèthre avec indurations inflammatoires post-scrotale et cystite infectieuse. Ajoutons que le malade s'est plaint à diverses reprises de douleurs dans les reins.

M. Poncet juge une intervention urgente se proposant *a priori* de pratiquer une uréthrotomie externe. Mais le bistouri rencontre une masse scléreuse, lardacée, du volume au moins du pouce dérobant un petit abcès de la dimension d'un gros pois au voisinage du bulbe. L'urèthre est difficilement découvert au milieu d'une gangue cicatricielle, inflammatoire et plus ou moins exsangue. Les lésions sont telles, non seulement dans le tissu spongieux périuréthral, mais du côté du canal dont la muqueuse est rouge, épaissie, de consistance également scléreuse, sur une hauteur de 4 à 5 centimètres, que l'uréthrotomie externe doit céder la place à une uréthrectomie avec ablation du canal sur une hauteur qui paraît au moins de 6 centimètres lorsque les deux bouts se sont écartés l'un de l'autre.

Convaincu qu'avec une telle perte de substance on ne peut, comme du reste une tentative immédiate de ce genre le démontre, mettre en contact les deux bouts, et que dans la suite il y aurait là un rétrécissement cicatriciel étendu, d'une dilatation difficile et capable de provoquer les mêmes accidents, M. Poncet décide une uréthrostomie. Il penche d'autant plus pour cette dernière opération, que chez cet opéré, atteint de cystite infectieuse avec crises fréquentes de cystalgie interne, on ne peut songer à laisser à demeure une sonde dans la vessie.

En arrière du rétrécissement, l'urèthre est trouvé élargi, notablement distendu. Il s'écoule au moins 1 litre d'urine fortement colorée, d'odeur putride et ammoniacale.

On place dans le bout postérieur, allant jusqu'à la vessie, une sonde de Pezzer, pour assurer l'écoulement de l'urine.

Suites opératoires. — Le soir même, la température est de 37°6 et le matin suivant de 38 degrés. Les douleurs provoquées par la sonde à demeure sont tellement vives qu'on doit l'enlever et, dès lors, recourir quatre fois au moins dans les vingt-quatre heures, pendant les premiers temps, à l'évacuation de la vessie par le cathétérisme.

Jusqu'au 7 avril, les cathétérismes furent assez laborieux, en raison de l'extrême irritabilité de la muqueuse prostatique, et plusieurs fois, par suite du spasme, il fallut recourir à un cathéter métallique pour pénétrer dans la vessie. Deux fois même, les douleurs furent telles et s'accompagnèrent d'un état nerveux si particulier, pâleur de la face, agitation, tremblement que l'on dut, pour achever le cathétérisme, faire respirer à l'opéré un peu d'éther.

Après chaque sondage on fit un lavage vésical avec de l'eau boriquée. A partir du 9 avril, la miction se rétablit et l'on se contenta de deux cathétérismes avec lavage dans les vingt-quatre heures. Dès lors, il put être considéré comme entrant en convalescence.

Résultats immédiats. — A partir de l'opération, la température ne s'éleva pas au delà de 38 degrés ; le malade n'eut plus de frissons et l'état de ses voies digestives s'améliora progressivement. L'appétit reparut, il reprit des forces. En même temps, les urines devinrent plus claires. A la date du 20 avril, c'est-à-dire un mois après l'opération, l'état général était excellent et il commençait à sortir. Il urinait à volonté par son nouveau méat, et paraissait très satisfait de sa situation.

Résultats éloignés. — 9 juin 1893. — M. Coignet a revu M. C... dont l'état général est excellent ; il a repris son embonpoint d'autrefois et n'éprouve jamais le moindre malaise ; sa santé générale est donc parfaite.

La fonction urinaire se fait bien ; il urine quand il veut, n'a pas d'envies plus fréquentes qu'à l'état normal et ses urines sont limpides.

M. Coignet lui a demandé s'il désirait voir se rétablir par la verge le cours de l'urine ; il a refusé catégoriquement, préférant mille fois son état de tranquillité où le laisse actuellement la fonction urinaire, au passé uréthral qu'il redoute avec juste raison et qu'il connait trop par expérience. Lorsque, du reste, il veut uriner dans la position debout et non accroupie, qui est nécessaire avec un méat périnéal, il se sert d'une petite sonde molle qu'il est extrêmement facile d'introduire, et qui conduit le jet de l'urine.

La sensation pendant l'éjaculation n'est pas changée ; seul le produit tombe avant destination ; mais il est célibataire et c'est une condition qui est loin de lui être désagréable.

Novembre 1899. — *Actuellement, sept ans et sept mois après l'opération*, les résultats précédents ne se sont pas modifiés. MM. Poncet et Coignet ont eu l'occasion de revoir à différentes reprises M. C..., sans que celui-ci leur accusât le plus léger malaise et ne cessât d'être enchanté de son état. Nous avons nous-même revu le malade récemment. Sa santé générale est excellente et n'a pas subi la moindre altération depuis l'opération. Il n'a présenté aucun symptôme subjectif du côté des voies urinaires, de la vessie en particulier. Ses urines sont constamment restées claires.

La miction s'est toujours effectuée chez lui facilement, et à volonté. Il a continué à se servir d'une sonde molle pour uriner debout. Il n'a pas fait subir d'autre dilatation à son méat périnéal.

Au point de vue génital, l'opération n'a toujours pas eu pour lui d'inconvénient. Son opinion à ce sujet n'a pas changé.

Observation II (th. Coignet).

B..., cultivateur, Loriol (Drôme), entré à l'Hôtel-Dieu, salle Saint-Louis, le 9 mai 1891, soixante-cinq ans.

Les troubles de la miction datent de cinq ans, caractérisés par des envies plus fréquentes d'uriner et une diminution considérable du jet de l'urine. Il y a cinq mois, abcès urineux au niveau de la région périnéale ; l'exploration du canal de l'urèthre révèle un rétrécissement infranchissable avec une bougie n° 5 au niveau du bulbe. Le canal paraît diminué de calibre dans toute sa longueur et il semble avec une bougie à boule de petit calibre, que l'on perçoive à différentes hauteurs des brides cicatricielles qui se manifestent par des ressauts de la bougie. Le 14 mai 1891, M. Poncet fait, dans la région périnéale, l'incision (uréthrotomie externe) pour faire cette opération.

L'uréthrotomie est pratiquée sans conducteur. Au niveau du bulbe, rétrécissement de 10 à 12 millimètres au-dessous de lui ; la muqueuse est épaisse présentant sur une certaine longueur de véritables bourgeons qui diminuent d'autant le calibre du canal dont la paroi est plus que doublée d'épaisseur. En raison de ces lésions locales étendues, des troubles urinaires anciens, faisant redouter des altérations rénales, en tenant compte aussi de l'âge du malade, de son hypertrophie prostatique, M. Poncet, qui avait depuis longtemps songé chez certains rétrécis, à la création d'un méat périnéal transforma son uréthrotomie externe en uréthrostomie.

Résultats fonctionnels. — Les suites furent simples. Le malade quittait l'Hôtel-Dieu le 20 mai pour retourner chez lui. Quelques mois après, M. Poncet s'informa auprès du Dr Chalamet (de Loriol) de l'état de son opéré. On lui répondit qu'il était mort quelque temps après son retour de l'hôpital, que son méat périnéal fonctionnait bien, permettait une miction facile et qu'il n'avait pas, comme cela arrive souvent à la campagne, été appelé pour pouvoir dire aujourd'hui les causes de la mort.

Observation III (th. Coignet, continuée).

M. B... soixante neuf ans, Thônes (Haute-Savoie), opéré le 9 octobre 1891.

Blennorrhagie à l'âge de vingt-cinq ans. Depuis très longtemps, a eu des troubles de la miction.

Depuis quelques mois, mictions très difficiles, troubles gastro-intestinaux, malaises divers. Avec une bougie de petit calibre, on a un rétrécissement sous forme de bride à 5 ou 6 centimètres du méat ; on le franchit aisément, mais un peu en avant du bulbe, on est définitivement arrêté.

Les urines ont un disque d'albumine, et il a eu de l'œdème des membres inférieurs à plusieurs reprises. Le toucher rectal révèle également une certaine augmentation de la prostate.

Opération. — Une sonde est introduite jusqu'au rétrécissement infranchissable. Incision périnéale de 6 centimètres ; nombreuses vésicules variqueuses. Tissu périuréthral induré ; on arrive sur un rétrécissement annulaire permettant le passage d'un stylet d'argent très fin. Incision et excision de la portion rétrécie du canal qui mesure 8 à 10 millimètres de hauteur. Dissection du bout postérieur du canal qu'on fend sur sa face inférieure et qu'on fixe à la plaie cutanée.

Suites opératoires. — Ont été extrêmement simples ; la température n'a pas dépassé 37°5. On ne met pas de sonde à demeure ; il est sondé trois fois dans les vingt-quatre heures.

Le 20 octobre le malade se lève ; le 24, il se sonde lui-même par son urèthre périnéal. Il retourne dans son pays le 28 octobre avec des sondes calibre 12 et 16, qu'il doit introduire deux fois par jour dans son nouveau méat, il ne peut pas uriner sans le secours de la sonde. Il a éprouvé à deux ou trois reprises de la peine à introduire sa sonde, la difficulté existant à l'orifice externe ; ce dernier une fois franchi, la sonde entrait très facilement dans la vessie.

Résultats éloignés. — Avril 1892. — Le malade écrit qu'il va bien mieux, qu'il a recouvré l'appétit et la tranquillité de l'esprit. Il se sonde deux fois par jour ; il peut uriner par la plaie ; mais il a eu de nouveau à plusieurs reprises de la peine à introduire la sonde à l'orifice du méat.

Il revient en juillet à Lyon, son état général s'est de beaucoup amélioré, ses malaises, ses œdèmes ont disparu. On trouve que le méat périnéal s'est notablement rétréci et admet avec peine l'extrémité d'une sonde n° 12. On pratique alors sur la paroi inférieure avec un ténotome un débridement de quelques millimètres qui rend le cathétérisme plus facile.

Le malade repart chez lui avec une petite sonde en métal à bout olivaire, de dimension d'une sonde de femme, et qu'il doit introduire matin et soir.

Dans une lettre du mois de septembre il dit pouvoir se sonder très facilement, il le fait une fois tous les deux jours pour maintenir l'ouverture.

Il urine régulièrement quatre fois toutes les vingt-quatre heures avec la sonde en gomme élastique, il dit s'en trouver très bien ; et sa santé est complètement revenue.

31 mai 1893. — M. Coignet écrit au malade qui lui répond que la miction est maintenant bien établie par le méat périnéal, qu'il urine toujours environ quatre à cinq fois dans les vingt-quatre heures avec la sonde. Il peut très bien uriner par le méat sans la sonde, mais cela l'oblige à uriner toutes les heures, il ne vide pas complètement sa vessie, dit-il : il faut remarquer que le malade est en même temps un prostatique, ce qui a été constaté au moment de l'opération.

Sa santé est bonne et il a notablement engraissé.

Novembre 1899. — *Actuellement, huit ans après l'opération*, le malade âgé de soixante-dix-sept ans vit encore. En juin dernier, il nous écrivait qu'il était toujours très content de son état, qu'il urinait très bien, que sa santé ne laissait rien à désirer.

Nous avons pu récemment le revoir. C'est un vieillard encore robuste, d'une santé vraiment florissante pour son âge. Jamais, depuis l'opération, il n'a présenté de trouble digestif ni d'accès de fièvre.

Il se sonde toujours pour uriner, mais sans la moindre difficulté, et sans y voir lui-même le moindre inconvénient. Il n'a jamais présenté de rétention aiguë d'urine. Ce résultat est d'autant plus remarquable qu'au toucher rectal nous constatons chez notre malade l'existence d'une énorme prostate. Sa vessie semble cependant s'être toujours vidée complètement avec l'emploi de la sonde.

Les urines sont complètement restées claires. Jamais d'envies fréquentes d'uriner.

Le malade est entièrement satisfait des résultats obtenus.

Observation IV (th. Coignet, continuée).

M. Ch....., de Lyon, soixante-quatorze ans, opéré le 5 décembre 1891.

A eu plusieurs blennorrhagies entre vingt et trente ans, et depuis longtemps a de la peine à uriner. A deux reprises, il y a dix ans et il y a sept ans, il a eu de la rétention complète d'urine; il avait l'habitude de se sonder et il n'a pu y parvenir lui même.

Depuis deux mois, M. C.... éprouve des malaises divers, perte des forces, de l'appétit, troubles gastro intestinaux, insomnies, etc.

Il a, de plus, de la douleur au niveau du rein gauche, sa miction est plus lente et plus difficile, et il a des accès de fièvre, le soir surtout. Les urines sentent mauvais, contiennent beaucoup d'albumine, ainsi que du muco-pus qui se dépose au fond du vase.

A l'exploration, on trouve un rétrécissement infranchissable siégeant au niveau du bulbe; le cathétérisme est douloureux et mal supporté.

Il est opéré : il s'écoule beaucoup d'urines et les dernières sont franchement purulentes. L'état général est très mauvais, c'est un urinaire à la cachexie finale; en raison de son état grave, M. le professeur Poncet lui fit des lavages vésicaux boriqués, trois fois par jour, méthodiquement.

Dans les nuits qui suivirent, le malade eut encore des accès fébriles urinaires, qui semblaient coïncider avec l'absence de cathétérisme régulier, de lavage vésical.

Les urines restèrent troubles et purulentes encore longtemps puis, avec des lavages méthodiquement et régulièrement faits, elles redevinrent claires, et les accidents généraux disparurent complètement.

Résultats éloignés. — Juin 1893. — Actuellement sa santé est parfaite, il a engraissé, présente des urines absolument normales, et il a repris sa vie habituelle. La miction se fait à volonté, sans incontinence, dans la position debout ou accroupie.

Mais le point sur lequel nous ne saurions trop insister, c'est sur l'état général qui prime tout, ce nous semble.

Au moment de l'intervention, avec des phénomènes de pyélonéphrite, des urines purulentes, une cystite infectieuse, M. Ch.... appartenait à cette catégorie d'urinaires qu'on regarde comme perdus, auxquels il n'y a plus rien à faire. Dès que sa vessie a été laissée en repos, son état grave, l'état de cachexie urinaire profonde s'est peu à peu modifié, et aujourd'hui il ne se préoccupe plus de sa vessie et de son rein, qui avaient empoisonné les trois quarts de son existence.

Le malade est mort de pneumonie en janvier 1899, c'est-à-dire *plus de sept ans après l'opération*, à l'âge de quatre-vingt deux ans. Son méat périnéal n'avait pas cessé de bien fonctionner. Il était resté indemne de tout symptôme urinaire depuis l'intervention. Jusqu'à sa mort il est resté enchanté de l'opération, à laquelle lui-même reconnaissait devoir sa survie.

Observation V (th. Coignet).

B..... (Joseph), quarante-six ans, salle Saint-Philippe, n° 3.

A eu une blennorrhagie à vingt-cinq ans, au service militaire.

Depuis quinze ans, première diminution du jet de l'urine, sans autres phénomènes. Depuis dix ans, phénomènes de rétention et de cystite : jet filiforme et souvent goutte à goutte, efforts et souffrance à chaque miction.

Urines troubles, épaisses, légèrement purulentes. Pollakyurie, quinze à vingt fois par jour. La sonde depuis cinq ans. A eu plusieurs accès de fièvre urineuse, avec peu d'altération de sa santé, jusqu'en 1890, où elle s'altéra et il se décida à entrer dans le service de M. Cordier, à l'Antiquaille. Là on lui fit une uréthrotomie externe.

Pendant un an, suppression des accidents urinaires ; miction plus facile. Puis, le cortège des premiers accidents urinaires réapparait, plus intense, même ; pollakyurie diurne et nocturne, jet goutte à goutte ; depuis six mois il ne peut plus se sonder, sa santé s'est très altérée ; il a maigri, a de la fièvre, des frissons, des vomissements, a la teinte jaune, cachectique.

On peut à peine passer un n° 12. Trois rétrécissements appréciables, le plus serré est près du bulbe, où l'on est arrêté.

Il y a une petite fistule au périnée, à 6 centimètres au-devant de l'anus, d'où s'échappent quelques gouttes d'urine pendant les efforts de la miction ; elle est entourée de tissus indurés, épaissis par l'inflammation chronique.

Urines *purulentes*, alcalines ; ni sucre, ni albumine.

Uréthrostomie le 18 mars 1892. Rétrécissement de 12 à 15 millimètres, le tissu spongieux est *sclérosé*, et rien ne rappelle le canal normal. Section de l'urèthre au milieu du rétrécissement. Abouchement du bout postérieur ; pas d'hémorrhagie. Le soir, température = 38°,2.

Résultats immédiats. — 22 mars. Amélioration de l'état général et des phénomènes, douleur et pollakyurie. Le malade retient plus facilement ses urines, a des mictions toutes les trois à quatre heures seulement. On lui fait des lavages de la vessie, et il prend 4 grammes de salol par jour.

29 mars. — C'est-à-dire onze jours après l'opération : il demande à sortir ; son état général est meilleur, aucun accès de fièvre, appétit revenu, la cystite a disparu.

Le méat périnéal est encore rougeâtre ; il retient avec la plus grande facilité ses urines, qui restent purulentes.

Résultats éloignés. — 15 juin 1893. Les douleurs vésicales et irradiées ont disparu. L'état général s'est conservé meilleur, mais les urines, qu'il retient très bien, continuent à être purulentes et fétides. L'exploration du rein le révèle augmenté de volume et douloureux. Ce fait nous démontre l'existence d'une pyonéphrose et est très intéressant à révéler. Ce malade, en effet, dont le rein est menaçant pour sa vie s'il n'avait pas, grâce à son méat artificiel, une évacuation facile de ses urines, si on était de nouveau intervenu sur son canal pour rétablir une miction normale, aurait succombé certainement à des accidents infectieux généraux.

Grâce à l'uréthrostomie, il évacue son pus rénal comme un abcès quelconque se vide lorsqu'il est drainé convenablement, et il n'a pas d'accidents graves d'empoisonnement.

A partir de la date précédente, nous n'avons plus de renseignements sur le malade. A l'heure actuelle, il nous a été impossible de le retrouver. Mais de nos recherches il semble résulter qu'il n'a point fait de nouveau séjour dans les hôpitaux de Lyon.

OBSERVATION VI (th. Coignet, continuée).

J... Théodore, Salle Saint-Martin, n° 1, cinquante-deux ans, graveur, entré le 15 juin 1892.

A eu plusieurs blennorragies dans sa jeunesse et il fit de nombreuses injections. Premières difficultés pour uriner, il y a treize à quatorze ans.

Opéré par le professeur Guyon, il y a onze ans ; il lui fit une uréthrotomie interne; il put passer une sonde n° 20; fut longtemps guéri après cette opération ; mais ayant négligé de se sonder, il fut de nouveau réopéré par M. Chandelux ; il y a trois ans et demi qu'il lui fit encore une uréthrotomie interne ; il eut, à ce moment, de fréquents accès fébriles. Il en prenait chaque fois qu'on le cathétérisait, et rapidement sa santé s'altéra.

Il pouvait encore à peine passer chez lui un n° 5 ou 6, et uriner en faisant des efforts violents et douloureux. Son état général s'aggravant, ayant de la fièvre, il entra à l'hôpital.

A son entrée, on essaye vainement de passer un n° 4. Accès de fièvre urineuse, typique.

Opération, 16 juin. — On incise et on arrive sur le canal qu'on trouve très induré et très épaissi après son ouverture. On excise la portion prébulbaire du canal et on fixe le bout postérieur à la peau. Introduction d'une sonde molle avec laquelle on fait un lavage boriqué dans la vessie.

18 juin. — La température, à midi, monte à 40°,9. Etat général grave, sueurs profuses ; à 7 heures du soir, devant l'état inquiétant, on enlève la sonde à demeure, on fait un lavage boriqué et on donne 1 gramme de sulfate de quinine. On sonde le malade à minuit.

19 juin. — Le malade va un peu mieux.

21 juin. — Il peut uriner sans douleur ; la température est tombée ; l'état général redevient meilleur.

3 juillet. — Il urine très bien par son méat périnéal ; il est très

content, ses forces lui sont revenues : il marche sans peine, sans fatigue et demande à partir.

Résultats éloignés. — Le malade a été revu depuis par notre collègue Rivière ; il lui a raconté avoir eu quelques séances de coït dont il a été très satisfait : les sensations n'ont pas été changées ; l'évacuation se faisait par le méat artificiel, ce qui, pour lui, à cause de certaines considérations spéciales, était une circonstance favorable et dont il était très content.

9 juin 1893. — Il y a un an que le malade a été opéré ; revu par M. Coignet, il a considérablement engraissé et a repris ses forces de vingt ans ; il considère la miction dans la station accroupie comme peu ennuyeuse ; il n'a pas d'envies plus fréquentes d'uriner qu'à l'état normal. Il a également opposé un refus à notre proposition de rétablir chez lui la miction par l'extrémité de la verge : il se trouve très bien ainsi, à l'abri de tout accident, et ne veut à aucun prix changer l'état des choses.

Novembre 1899. — Nous revoyons le malade *sept ans et cinq mois après l'opération.* Son état général est excellent. L'état local de son appareil urinaire n'est pas moins bon et n'a pas cessé de l'être depuis l'intervention. Il dilate son nouveau méat tous les huit jours avec une sonde n° 13.

Il est très content de sa situation. Les opinions qu'ils nous expriment témoignent d'un véritable enchantement. Il ne regrette qu'une chose, c'est de n'avoir pas subi plus tôt l'uréthrostomie périnéale.

Observation VII (th. Coignet).

G... A.. soixante-treize ans, entre salle Saint-Philippe, le 30 août 1892.

Nie toute blennorrhagie, jamais de traumatisme ni d'hématurie.

Il y a une quinzaine d'années, premières gênes pour uriner, puis, au bout de trois ans, il entre à l'hôpital de la Croix-Rousse, où M. Poncet lui fit une uréthrotomie externe. Guérison au bout de quinze jours.

L'année dernière, en janvier 1891, il entra à l'Hôtel-Dieu, où on lui mit une sonde à demeure. Amélioration au bout d'un mois. Il y a un mois environ, il prit une fistule au périnée, sans qu'il puisse dire si elle a été précédée d'empâtement, d'abcès.

A son entrée, phlegmon urinaire. Rétrécissement infranchissable au niveau du bulbe. Urines albumineuses. Cathétérisme s'accompagnant de fièvre. Incision sus-pubienne par laquelle on fait passer un drain qui descend en avant de la symphyse pour ressortir par le périnée.

On agrandit simplement la fistule urinaire, par laquelle on met une sonde à demeure. Pendant quelques jours, l'état général est mauvais, puis peu à peu il reprend le dessus ; mais ses plaies se cicatrisent mal et il reste une cavité au-dessus du pubis.

Uréthrostomie le 30 septembre. — On intervient de nouveau et on cherche le canal dont on fixe le bout postérieur à la peau. Il est rétréci, fongueux sur 3 ou 4 centimètres d'étendue, la section porte en plein rétrécissement, un peu au-dessus du bulbe. L'urine dès lors ne s'écoule plus par les orifices en pomme d'arrosoir, mais sort par le nouveau méat. Il urine sans douleur, peut retenir, et les urines sont claires. L'état général est bon ; il quitte l'hôpital en cet état.

Résultats éloignés. — 15 juin 1893. — Le malade, revu par M. Coignet, a repris son travail comme autrefois, et il peut faire sa journée sans aucune fatigue, son urèthre ne le préoccupe plus. Urines claires. L'orifice a un peu de tendance à se rétrécir aussi ; comme il est en même temps prostatique, nous lui conseillons de se sonder, ce qui est, chez lui, extrêmement facile.

Depuis la date précédente, le malade a été perdu de vue. Nous n'avons pu savoir actuellement ce qu'il était devenu.

Observation VIII (th. Coignet, continuée).

B..., cinquante ans, entré le 9 mai 1892, salle Saint-Philippe, n° 13.

Blennorrhagie à vingt-neuf ans, ayant duré huit à neuf mois ;

semble avoir été grave; a été suivie d'une blennorrhée qui parait n'avoir jamais guéri complètement.

Deux ans après sa blennorrhagie, rétention d'urine qui cède à une application de sangsues, le cathétérisme essayé par un médecin n'ayant pu être fait. Dès ce jour, il y a des troubles mictionnels démontrant l'existence d'un rétrécissement.

En 1880, il est dilaté à l'Hôtel-Dieu. En 1884, sonde à demeure mise par M. Pollosson. Il rentre chez lui au bout de quelque temps; il se sonde lui-même, mais très *irrégulièrement*, et, depuis huit mois, le cathétérisme est presque impossible et la miction très difficile. Le 11 avril, à la suite d'efforts mictionnels, il survient une infiltration d'urine, étendue en avant avec plaques sphacélées.

Il entre à l'Hôtel-Dieu, et M. Rivière, interne du service, constate le sphacèle d'une partie de la verge; il a un accès de fièvre urineuse avec frissons violents, durant deux heures.

Méat étroit, urèthre rétréci dans toute sa longueur; on ne passe pas une bougie n° 6; une plus fine est serrée à 8 centimètres du méat.

31 mai. — *Uréthrostomie* par M. le professeur Poncet : tissus sclérosés sur une grande étendue, 4 à 5 centimètres, le canal rétréci, déformé, est impossible à retrouver; à 2 centimètres en avant de l'anus, à travers ce tissu de cicatrices, on sectionne l'urèthre transversalement, on voit l'orifice du bout postérieur, on le dissèque sur une hauteur de 10 à 12 millimètres et on le fixe.

Lavage vésical.

Résultats immédiats. — 16 juin. — C'est-à-dire quinze jours après l'opération, on enlève la sonde qui est recouverte de sels calcaires, couche épaisse et difficile à enlever, le malade se plaignant depuis quelques jours de malaises vésicaux.

21 juin. — Urine bien: plaie cicatrisée; orifice ayant un pe[illegible] de tendance à s'oblitérer.

Résultats éloignés. — Novembre 1899. — Actuellement, [illegible] *ans et demi après l'opération*, le malade vit encore. Aux q[illegible]tions que nous lui avons posées par lettre, il répond qu'il a [illegible]jours continué à uriner par son méat artificiel, que pendant longtemps il a *été* à l'abri de tout accident du côté des voies urinaires.

Mais, depuis quelque temps, il semble présenter, d'après ce qu'il nous écrit, des symptômes de cystite calculeuse. Il se sonde plusieurs fois par semaine, mais n'a jamais lavé sa vessie.

Son état général est resté bon.

Observation IX (th. Coignet).

X..., ouvrier typographe, 16 juin 1892. Est envoyé par le Dr Jamais, de Lyon. Ancien blennorhagien, est porteur d'un rétrécissement infranchissable à partir de 15 millimètres environ du bulbe.

(Il a eu déjà deux uréthrotomies qui ont été suivies de récidive.) Le tissu spongieux périuréthral est scléreux, saignant à peine.

M. Poncet fait l'incision du rétrécissement, qui est composé d'un tissu complètement inodulaire. Incision de la paroi inférieure. Abouchement du bout postérieur disséqué, à 3 centimètres de l'anus.

Sonde. Lavages.

Suites de l'opération bonnes.

A été revu le 20 juillet ; il urinait bien, sans aucune difficulté, et la plaie était parfaitement cicatrisée.

Observation X (th. Coignet continuée).

R..., (Camille) employé de commerce, quarante-trois ans, entre le 31 octobre 1892 dans le service de M. Poncet.

Blennorrhagie à dix-neuf ans. A vingt-huit ans, trouble de la miction ; rétention partielle d'urine ; il a, au bout de quelque temps, un abcès urineux qui s'ouvre spontanément.

Le 28 décembre 1888, il entre à l'Hôtel-Dieu, où M. le professeur Poncet lui résèque 10 centimètres du canal ; il reste huit mois dans le service. Au bout d'un mois il revient, entre à la salle Sainte-Marthe, où M. Gangolphe lui fait une uréthroplastie ; une série de fils ne tiennent pas et l'on est obligé d'y revenir à plusieurs reprises. Il se forme plusieurs fistules.

Les urines étaient troubles et son état général précaire. Il quitt dans cet état l'Hôtel Dieu, mais ne tarde pas à y revenir.

M. Poncet, devant ces récidives, devant l'impossibilité de passer, après anesthésie, une sonde n° 1, débride à nouveau le périnée, la région du canal qui est envahie par un tissu scléreux, dur, sectionne l'urèthre, dissèque le bout postérieur et le fixe méthodiquement à la peau.

Les suites opératoires ont été bonnes; pas de température; les urines sont troubles pendant longtemps encore.

Résultats éloignés. — 9 juin 1893. — M. R..., revu par M. Coignet, se trouve bien portant; ses forces sont revenues; pas d'incontinence d'urine; les envies d'uriner ne sont pas plus fréquentes qu'autrefois lorsqu'il était en bonne santé; les urines sont claires; il se trouve satisfait de son état. Chez lui, seulement, il y a une petite diminution dans la sensation qui accompagne l'éjaculation, c'est le seul inconvénient qu'il trouve.

En l'examinant, nous trouvons immédiatement en arrière des bourses, à 5 ou 6 centimètres de l'anus, le méat entouré de tissu cicatriciel, nullement rétréci, et permettant avec la plus grande facilité l'introduction d'une sonde de femme.

Novembre 1899. — Actuellement, *sept ans après l'opération*, le malade, revu, va très bien. La miction s'est toujours faite sans difficultés par le méat artificiel. L'orifice, dilaté il y a quelque temps, admet une sonde n° 18.

Depuis trois ans, le malade a de l'incontinence d'urine, mais cette incontinence relève de lésions médullaires. R... présente en effet des signes nets d'ataxie locomotrice : disparition des réflexes, signes d'Argyl Robertson, etc. A la même cause doit être sans doute attribuée la diminution présentée peu de temps après l'opération par notre malade dans les sensations accompagnant le coït.

Observation XI (th. Coignet).

M. D..., banquier, cinquante-huit ans, est porteur, depuis douze à quinze ans, d'un rétrécissement de l'urèthre.

A subi une uréthrotomie il y a cinq ans, et des séances de dilatation en nombre indéterminé. Depuis six mois est entre les mains d'un homœopathe, qui a essayé à diverses reprises inutilement de passer des sondes, et qui l'a soumis à un traitement globulaire.

M. Poncet, appelé le 3 novembre 1892, constate un énorme phlegmon périnéal, s'étendant depuis l'anus jusqu'à la portion interscrotale du pénis. Le malade souffrait à ce niveau et la miction était difficile. Etat général mauvais; température 39°,8. Le canal a un rétrécissement infranchissable à onze centimètres du méat.

Opération le même jour; large incision interscrotale s'étendant jusqu'à 10 millimètres de l'anus; issue d'un verre de pus très fétide; canal disséqué sur toute la hauteur de l'incision répondant à l'abcès et se présentant sous la forme d'un boudin rouge du volume de l'annulaire. L'abcès remonte de chaque côté jusqu'aux orifices inguino-externes. A ce niveau, coloration normale de la peau, mais le tégument est soulevé et donne un clapotement gazeux. Incision sur chacune de ces poches. La grande poche médiane était remplie de pus, d'urine et de débris sphacélés.

L'uréthrotomie externe, pratiquée sur le canal dénudé par la mort des tissus ambiants, montre un rétrécissement cylindrique avec induration ligneuse du tissu spongieux périuréthral et occupant au bulbe une hauteur de 18 à 20 millimètres. Au-dessus du rétrécissement, muqueuse blanchâtre, scléreuse, canal dilaté. Section perpendiculaire de l'urèthre en plein rétrécissement. Dissection du bout postérieur et abouchement par six points de suture à la plaie périnéale.

Urines ammoniacales; sonde molle mise à demeure et fixée par un point; injection boriquée.

4 novembre. — Détente. T = 37°,8; on enlève la sonde à demeure qui provoquait des envies d'uriner, et alors que l'urine s'écoulait entre la plaie et la sonde. A partir de ce moment, cathétérisme quatre fois par jour; lavage de la plaie périnéale, qui devient granuleuse.

26 novembre. — Il quitte la maison de santé en bon état, il reste encore des bourgeons s'épidermisant. Depuis quinze jours, il urine à volonté par son nouveau méat.

Ce malade est mort, le 29 novembre, sans avoir été revu par M. Poncet; mais, d'après les renseignements qui lui ont été donnés, la mort était survenue en quelques heures avec perte de connaissance, il suppose qu'il a été emporté par une hémorrhagie cérébrale.

Observation XII (th. Coignet, continuée.)

Tuberculose urinaire suppurée, épididymite tuberculeuse double, uréthrostomie.

K..., trente-quatre ans, entre salle Saint-Martin.

Rien dans ses antécédents héréditaires. Dysenterie pendant son service militaire en Tunisie; a eu une bronchite qui a duré assez longtemps. Ancienne arthrite sèche du poignet gauche, guérie par ankylose.

En 1884, blennorrhagie ayant duré trois semaines, sans signes consécutifs de rétrécissement.

En 1887, un peu de douleur en urinant, de la pesanteur rectale, puis il s'aperçut, dans le courant de cette même année, qu'il s'écoulait du pus par l'anus et le canal de l'uréthre et peu après que son urine passait en partie par le rectum. A la fin de 1887, il a, très probablement, une épididymite tuberculeuse qui laisse une fistule. En même temps, il a une bronchite accompagnée d'hémoptysie. Il y a deux ans, nouvel abcès périnéal, qui s'ouvre et laisse une fistule. Il y a trois semaines, nouvelle rechute, et il a, depuis ce moment, des difficultés à uriner et de la douleur.

A son entrée dans le service de M. Poncet, on trouve un gros abcès périnéal allant de la face postérieure du scrotum à l'anus. Fistules multiples. Une bougie très fine est arrêtée à la région bulbo-membraneuse.

24 juin 1892. — Incision périnéale. Immédiatement au-dessous de la peau, large nappe de fongosités tuberculeuses. A l'incision du tissu spongieux et du bulbe, qui est très gros et très induré, on trouve des granulations tuberculeuses, des abcès caséeux de la grosseur d'un petit pois.

La muqueuse uréthrale, ulcérée en quelques points, est relativement saine ; immédiatement en arrière du rétrécissement, l'urèthre dilaté permit l'introduction du petit doigt dans la vessie.

On détruit à la curette et au fer rouge les fongosités, et on abouche le bout postérieur de l'urèthre sectionné à la peau : il est, en effet, impossible de lui reconstituer un canal.

Résultats éloignés. — *20 juin 1893.* — Un an après l'opération, G... a engraissé de 10 kilogrammes et se porte bien. Le méat est à 4 centimètres de l'anus et n'a pas de tendance à se rétrécir ; le jet est moins fort que chez les autres malades ; urines claires ; la sensation voluptueuse de l'éjaculation n'est pas changée. Il est célibataire et ne se plaint pas de la nouvelle situation de son méat. Il se passe facilement de temps à autre une petite sonde de femme.

Novembre 1899. — Actuellement, *sept ans et quatre mois après l'opération*, le malade, que nous avons revu, est âgé de quarante et un ans. Sa santé est restée parfaite depuis l'intervention jusqu'à ce jour. Il n'a pas présenté de nouvelle manifestation tuberculeuse. Il a beaucoup engraissé et travaille aujourd'hui plus que jamais.

Localement, la guérison est complète ; à deux reprises, cependant, il a présenté une fistulette qui s'est cicatrisée spontanément. Pas de douleurs ; ni incontinence, ni rétention ; miction toutes les quatre heures environ.

Le méat périnéal, allongé dans le sens vertical, est sec, nullement irrité, il admet une sonde n° 12. Il a cessé toute dilatation depuis plus de cinq ans. Toutes les urines passent sans difficulté par l'orifice artificiel.

Le malade s'est marié : sa femme ne s'est jamais aperçu de son infirmité Il est fort satisfait de l'opération qu'il a subie. Il ne se plaint en aucune façon de son nouvel état.

Observation XIII (th. Coignet. continuée).

P..., dix-huit ans, *tuberculose pénienne*. Entre le 5 octobre 1892. Bronchite l'année dernière. En avril, augmentation du volume de la verge et écoulement, autour du prépuce et par le méat, de pus mélangé à de l'urine. Douleur à la miction. Nie tout chancre et tout rapport sexuel.

La tuméfaction augmenta ainsi que les douleurs, et il se décida à venir à l'Hôtel-Dieu où l'on fit le diagnostic de tuberculose pénienne. vérifié, du reste, par inoculation positive faite à des cobayes.

On constate :

Tuméfaction de la verge depuis le scrotum jusqu'au méat. Le gland est découvert en avant ; il existe de la balanite; le prépuce est épaissi, suintement purulent par le canal et au niveau de la rainure préputiale; pénis en battant de cloche; on a de la peine à découvrir le gland, le malade étant anesthésié. On peut voir à gauche, près de la rainure, une ulcération grisâtre de la dimension d'une grosse tête d'épingle par où sortirait de l'urine pendant la miction. A son voisinage, cicatrice du volume d'un petit pois.

A partir du gland jusqu'au scrotum, le pénis a doublé de volume, donnant la sensation d'un chancre induré sous-préputial ; sur le dos du pénis, sensation de fluctuation.

Une bougie n° 14 est serrée ; lorsqu'on la fait pénétrer dans le canal, elle bute en divers points comme si elle rencontrait des ulcérations.

Opération le 6 octobre 1892.— Incision de l'abcès du dos de la verge : issue d'une demi-cuillerée à café d'un pus séreux, grumeleux. En prolongeant l'incision, on constate que les corps caverneux, l'urèthre. sont complètement entourés par une couche de fongosités mollasses. On abrase de petits foyers caséeux que l'examen histologique a bien démontré être de nature tuberculeuse. Le tissu spongieux périuréthral n'est plus qu'une masse fongueuse ; le canal est représenté par une muqueuse tomenteuse, d'un rouge vineux, très friable ; elle se déchire à la plus légère traction des pinces.

Quand on essaie avec la curette d'abraser les masses fongueuses, la muqueuse est fatalement dilacérée. Ces lésions tuberculeuses, dont le point de départ paraît être des ulcérations de même nature, occupant l'urèthre antérieur, nécessite le raclage et la destruction au fer rouge. Dans ces manœuvres, le canal ne peut être respecté et M. Poncet le sacrifie de parti pris, poursuivant cette tuberculose pénienne jusqu'à ses limites, c'est-à-dire jusqu'à la face postérieure du scrotum. Le gland et les corps sont indemnes.

L'étendue, la profondeur de cette tuberculose locale, semblaient donc devoir nécessiter même l'amputation du pénis, mais en raison de l'âge du sujet et des services que peut lui rendre un organe même écourté, M. Poncet lui fit l'*uréthrostomie.*

Deux mois après, le malade quittait le service, guéri de sa tuberculose et urinant à volonté par son nouveau méat.

Résultats éloignés. — 1er juin 1893. — Nous devons à l'obligeance du Dr Dumarest (de Voiron) des renseignements sur l'état actuel du malade ; il a bien voulu aller le voir et voici ce qu'il écrit : « Ce jeune homme, dont l'état général est bon et vraiment florissant, a présenté depuis trois mois une ulcération tuberculeuse de la cuisse droite, qui est en voie de guérison.

Quant au pénis, la cicatrisation est maintenant absolument complète, l'urine est tout entière évacuée, facilement et avec un jet suffisant par le méat artificiel. Rien ne passe par le méat normal ; le méat artificiel est une fente antéro-postérieure d'environ 1 centimètre ; le travail cicatriciel a amené la peau de telle façon que le méat se trouve au niveau de la naissance de la peau du scrotum ; le pénis est raccourci à sa face inférieure. Il est très satisfait de la façon dont fonctionne son nouveau méat.

Novembre 1899. — Nous venons de revoir P... plus de *sept ans après l'opération.* C'est un jeune homme d'apparence vigoureuse, quoique d'un tempérament lymphatique ; il offre presque le type du blond vénitien.

Depuis l'opération, le malade a présenté une ulcération tuberculeuse de la cuisse droite, depuis longtemps cicatrisée, et une pharyngite granuleuse qui a cédé à quelques cautérisations au fer rouge. Pas d'autre manifestation tuberculeuse.

Actuellement, son état général est parfait. Il n'accuse pas le moindre malaise. L'auscultation des poumons ne nous permet pas de déceler l'existence de lésions en évolution. D'ailleurs, le malade n'a présenté depuis l'opération ni toux, ni expectoration. Cependant P..., durant l'enfance et la puberté, a offert des signes très nets de tuberculose pulmonaire ; bronchite à répétition, amaigrissement, fièvre vespérale, accès d'asthme symptomatique, etc. Ces accidents pulmonaires ont totalement disparu depuis la guérison de sa tuberculose locale. Depuis trois ans environ, le sujet s'adonne au chant d'une façon régulière, sans avoir éprouvé la moindre gêne du côté de son appareil respiratoire.

Localement, le méat urinaire de notre opéré s'ouvre au niveau même du scrotum à plus de 10 centimètres en avant de l'anus. C'est à proprement parler un méat scrotal. Il offre l'aspect d'une fente allongée dans le sens antéro-postérieur et circonscrite de chaque coté par un léger repli muco-cutané, ce qui lui donne assez bien une apparence vulvaire. L'orifice est très large, admet presque l'extrémité du petit doigt, et n'a jamais présenté la moindre tendance rétractile : jamais le malade n'a eu besoin de le dilater. Cette absence de rétraction cicatricielle est due vraisemblablement à ce que l'urèthre a été abouché à la peau très lâche du scrotum. Il résulte un autre avantage pour notre malade de la situation spéciale de son méat artificiel : il lui est possible d'uriner debout comme dans les conditions normales. En soulevant les bourses il attire son méat en haut et en avant, et les urines sont projetées en décrivant une courbe.

Jamais le malade n'a présenté la moindre incontinence. Il urine toutes les cinq à six heures. Toutes les urines passent par l'orifice artificiel.

Presque toute la face inférieure du pénis est cicatricielle, ce qui a gêné les premières séances de coït, en donnant à la verge une légère forme arquée. Mais peu à peu la cicatrice s'est assouplie et l'intromission de la verge est devenue facile. Les érections sont normales.

Le malade est très content de sa situation. Il appprécie tout particulièrement l'amélioration de son état général. Son passé maladif, ses propres antécédents tuberculeux avaient fait craindre pour sa vie aux personnes de son entourage, au médecin même qui l'avait soigné. P... ne doute pas qu'il doit à l'opération qu'il a subie sa parfaite santé actuelle.

Observation XIV

(Poncet. — *Archives provinciales de Chirurgie, 1895.*)

Uréthrostomie périnéale pour rétrécissement infranchissable datant de dix-neuf ans. Infiltration urineuse en 1890. Depuis lors, fistules périnéales. Mictions de plus en plus difficiles, malgré différents traitements subis à différentes reprises à l'Hôtel-Dieu. Pyélonéphrite ascendante. Urines albumineuses. Rétention aiguë. Phlegmon prévésical. Large ouverture de l'abcès. Création au périnée d'un méat contre nature Guérison. — Uréthrostomisé, revu à plusieurs semaines d'intervalle, et, la dernière fois, huit mois après son opération, a une santé excellente. Il a augmenté en poids de 15 kilogrammes. Plus de troubles urinaires.

J.-M., cordonnier, âgé de quarante-trois ans, né à Uze, demeurant à Lyon, est entré à la Clinique, salle Saint-Martin, n° 2, le 9 avril 1894, pour une rétention aiguë d'urine.

Son passé urinaire est le suivant. A l'âge de vingt ans, blennorrhagie qui dura fort longtemps ; trois ou quatre ans après, en 1875, signes de rétrécissement de l'urèthre.

Dilatation progressive : le malade passait de temps à autre des bougies qui étaient de plus en plus petites.

En décembre 1890, infiltration urineuse. Long séjour dans mon service, salle Saint-Louis. Large incision du phlegmon urinaire. Uréthrotomie externe. Sonde à demeure. Calibrage de l'urèthre par les Béniqué.

Quatre mois après, malgré ce traitement, le malade quittait l'Hôtel-Dieu, encore porteur d'une fistule périnéale qui, pendant la miction, donnait passage à une certaine quantité d'urine. Depuis lors, il a fait plusieurs séjours à l'hôpital ; on l'a sondé, dilaté, uréthrotomisé pour rétablir la voie normale, mais en vain. L'urine coulait toujours par le périnée, malgré les tentatives d'un cathétérisme devenu ces temps derniers impossible. Aux troubles de la miction s'ajoutaient de temps à autre des accès de fièvre, de l'anorexie, un affaiblissement progressif. Enfin, dix jours avant sa dernière entrée à l'Hôtel-Dieu, le pauvre homme fut pris d'une rétention aiguë. Le cathétérisme étant impossible, on pratiqua une ponction sus-pubienne.

A partir de ce moment, l'état du malade s'aggrava. Il éprouvait de violentes douleurs dans la région hypogastrique et, quoique la miction se fût à peu près rétablie par la fistule périnéale, il allait de mal en pis. Sa température se maintenait entre 39 et 40 degrés.

Le 17 avril, lorsque j'examinai J. M., qui présentait tous les symptômes d'un urinaire fébrile, je constatai l'existence d'un énorme abcès sus-pubien, à fluctuation très nette, mais sans changement de coloration de la peau. La vessie était distendue ; son évacuation très incomplète se faisait par la fistule, qui avait au dehors la forme d'une petite masse verruqueuse. Me souvenant de l'histoire de ce malade, que j'avais déjà opéré dans mon service, je n'essayai pas de pratiquer le cathétérisme. Entre temps, je fis noter que le méat normal était petit, qu'il mesurait à peine 2 ou 3 millimètres.

Opération. — Après éthérisation, j'incisai largement le phlegmon sus-pubien, et je pratiquai l'uréthrostomie périnéale. L'abcès fournit deux verres au moins d'un pus épais, sanieux, particulièrement fétide, développé dans le tissu cellulaire prévésical. Avec l'extrémité de l'index introduit au fond de l'abcès, on sentait sur la face antérieure de la vessie une dépression, comme une petite ulcération, répondant très probablement à l'ouverture de la vessie par l'aiguille qui l'avait ponctionnée. Lavage de la cavité; deux gros drains sont placés à droite et à gauche, sous chaque grand droit.

L'uréthrostomie ne présenta aucune particularité, en dehors d'un écoulement sanguin assez abondant par le tissu spongieux périuréthral, et qui fut arrêté par la compression avec un tampon de gaze. Incision d'uréthrotomie externe, dont le milieu répond sensiblement à la fistule. Le cathétérisme, qui avait été pratiqué avec une bougie très fine, n'avait pas permis, ne pouvant franchir le rétrécissement, de s'en servir comme conducteur.

Portion rétrécie, scléreuse, de 15 à 20 millimètres d'étendue. Section de l'urèthre perpendiculairement à sa direction et à quelques millimètres au-dessus de la fistule. Dissection sur une hauteur de 12 à 15 millimètres du bout postérieur dilaté. Muqueuse friable.

Suture métallique des lèvres du bout postérieur, dont la paroi inférieure a été incisée sur une longueur de 1 centimètre environ, avec les bords de l'angle inférieur de la plaie périnéale. Suture métallique des bords restants de la plaie périnéale.

Les urines étant infectées, ammoniacales, et contenant de l'albumine en notable quantité, on ne laisse pas dans la vessie de sonde à demeure, mais des cathétérismes toutes les six heures, suivis d'un lavage vésical à l'eau boriquée, furent régulièrement pratiqués par le nouveau méat.

Les suites de cette double intervention furent des plus simples. Dès le lendemain, la température tombait à 38° 5. Lorsque le malade quittait l'Hôtel-Dieu, au début de juin, il urinait à plein méat périnéal, sans difficultés.

Résultats éloignés.—Depuis lors, il est devenu méconnaissable. Son état général est excellent. Il a engraissé de 15 kilogrammes. Garde de nuit dans un journal quotidien, il passe toutes les nuits de 10 heures du soir à 6 heures du matin. C'est dire qu'il exerce une profession pénible, qui n'est compatible qu'avec une parfaite santé. A la fin de décembre dernier, ses urines ne contenaient plus trace d'albumine.

A l'heure actuelle, il nous a été impossible de retrouver le malade.

Observation XV

(Poncet, *Archives provinciales de chirurgie*, 1895. Continuée.)

Uréthrostomie périnéale pour rétrécissement infranchissable avec abcès urineux multiples. — Le premier abcès urineux date de quinze ans. — Depuis lors, fistules périnéales. — Nouveaux abcès urineux : poussées inflammatoires de temps à autre. — Périnée en pomme d'arrosoir. — Mictions laborieuses. — L'urine passe en partie par le méat normal, en partie par le périnée. — Depuis deux à trois mois, accès fébriles. — Urines albumineuses. — Signes de cachexie urinaire. — Opération. — Guérison.

L. E..., âgé de cinquante-neuf ans, charpentier, habitant Peligny (Jura), est entré à la Clinique (salle Saint-Philippe, n° 11), le 30 avril 1894. Cet homme a eu une santé parfaite jusqu'au moment où sont survenus des troubles urinaires dont l'aggravation progressive nécessite son entrée à l'Hôtel-Dieu. En 1860, à l'âge de vingt-six ans, blennorrhagie aiguë (cordée). Il n'a pas eu d'uréthrorragie ; il n'a fait aucune manœuvre pour redresser la verge coudée au moment des érections. Après six semaines, disparition des accidents aigus, mais les lèvres du méat étaient agglutinées chaque matin. Huit à dix mois après, nouvelle blennorrhagie, ou nouvel état aigu. Quoi qu'il en soit, à partir de cette époque, goutte militaire.

Les premiers signes graves de rétrécissement remontent à une quinzaine d'années, et depuis cette époque il aurait eu chaque année deux ou trois abcès périnéaux.

Le dernier abcès aurait apparu, il y a cinq mois. Il fut particulièrement douloureux et s'accompagna, à diverses reprises, d'accès plus ou moins complets de rétention, qui cédèrent au traitement médical habituel.

A son entrée à l'Hôtel-Dieu, le malade est pâle, amaigri. Le périnée est dur, calleux, avec des fistules multiples (périnée en pomme d'arrosoir). Par le cathétérisme, arrêt infranchissable, après plusieurs ressauts, au niveau de la région antibulbaire. Pour uriner, le malade est obligé de s'accroupir. L'urine s'écoule alors, difficilement, par les fistules et par le méat.

Opération. — Le 2 mai 1894, uréthrostomie pratiquée par mon chef de clinique, M. le Dr Curtillet. Section transversale du canal en plein rétrécissement. Ablation des callosités avec des pinces et des ciseaux. Même technique que dans l'observation précédente.

Suite des plus simples. Lorsque l'opéré quitta l'hôpital, le 29 mai, l'urine s'écoulait facilement et à volonté par le nouveau méat. L'état général devenait chaque jour meilleur.

L. E... était enchanté d'uriner à plein jet, sans douleur. Quatre mois après sa sortie de l'hôpital, nous avons eu de ses nouvelles par le médecin de la localité. Sa santé était parfaite : il avait depuis deux mois repris la profession pénible de charpentier.

Résultats éloignés. — Actuellement, cinq ans et demi après l'opération, L. E... a un excellent état général. Agé aujourd'hui de soixante-quatre ans, il continue à exercer le dur métier de charpentier.

Aux questions que nous lui avons posées par lettre, il répond : « Je travaille régulièrement. Je mange et je bois comme un homme en bonne santé. J'urine toujours facilement ; je ne dilate pas l'orifice. J'urine le jour à peu près toutes les trois heures, la nuit je me lève de une à deux fois. L'inconvénient le plus sérieux de ma situation est la difficulté, pour moi, d'uriner où le travail me conduit. »

Cependant, de quelques autres détails de sa lettre, il semble résulter que le malade a conservé pendant quelque temps après l'opération des symptômes d'infection, qui ont cédé à des lavages vésicaux pratiqués deux fois par jour ; l'eau de lavage évacuée a contenu pendant un certain temps de fins graviers. Parfois l'évacuation des urines est momentanément incomplète. Mais l'âge de notre malade nous permet de supposer chez lui l'existence de l'artério-sclérose et de l'hypertrophie prostatique.

Observation XVI (inédite).

(Due à l'obligeance de M. le professeur agrégé Rollet.)

Jacques S..., employé de commerce (Lyon), trente-six ans, entre à l'Hôtel-Dieu, salle Saint-Philippe, le 10 août 1894.

Blennorrhagie à dix-sept ans. A conservé goutte militaire. Pas de traumatisme.

Les troubles de la miction ont débuté, il y a neuf ans, par de la rétention partielle d'urine, de la pollakyurie, de la dysurie. Il y a quatre ans, entrée à l'hôpital pour infiltration d'urine : incisions au thermo-cautère.

L'année passée, nouvelle infiltration urineuse : les bourses présentent un volume considérable. Accès de fièvre.

10 août 1894. — Actuellement, dysurie. Urines un peu infectées. A l'exploration du canal de l'urèthre on constate des rétrécissements multiples, le plus serré à 3 centimètres du méat, qui rendent le cathétérisme impossible. Indurations autour des corps caverneux et spongieux et au niveau du périnée.

11 août 1894. — Opération par M. Rollet, suppléant M. le professeur Poncet. *Uréthrostomie périnéale.*

A l'incision des masses indurées du périnée, il sort en assez grande quantité un pus fétide. On trouve le canal de l'urèthre un peu déjeté à gauche. Facilement isolé, il est abouché au périnée sans être sectionné complètement.

Sonde à demeure, enlevée au bout de vingt-quatre heures sur la demande du malade. Néanmoins l'orifice périnéal reste largement ouvert, et le malade pisse exclusivement par le périnée.

Au bout de cinq jours la pollakiurie a diminué. Les urines sont plus claires à la suite des lavages. Le malade est content de l'intervention.

Le malade est mort à l'hôpital Saint-Pothin, le 23 juin 1899, près de *cinq ans après l'opération.* Sa feuille d'observation porte le diagnostic : tuberculose pulmonaire. Il n'y est pas fait mention de l'état de ses voies urinaires. Il semble résulter des renseignements que nous avons pu recueillir auprès de sa famille ou à l'hôpital, que le malade, depuis la création de son méat urinaire, a été à l'abri de tout accident urinaire, et qu'il est parvenu facilement à dissimuler son infirmité.

OBSERVATION XVII

(Rochet, *Chirurgie de la vessie, de l'urèthre et de la prostate.*)

« Dans le cas très grave d'un homme de soixante ans non prostatique, atteint d'anciens et multiples rétrécissements, treize fois uréthrotomisé (soit par la voie interne, soit par la voie externe), en proie à des crises répétées de rétention presque complète, et chez lequel le cathétérisme le plus soigneux déterminait de violents accès de fièvre, nous avons, pour notre part, obtenu un succès très remarquable ; l'opéré, dont l'état général est devenu très bon, nous est très reconnaissant de l'avoir rendu à la vie active et de lui avoir ôté la préoccupation obsédante, le cauchemar de son canal à sonder ou à dilater tous les jours. »

M. Rochet a bien voulu nous fournir les renseignements suivants, qui complètent l'observation précédente :

Le malade a succombé à une pneumonie *cinq ans après l'opération*. La miction, qui a continué à s'effectuer uniquement par le périnée, est restée très facile, sauf dans les derniers temps de la vie du sujet, où elle devint un peu pénible et incomplète, par suite d'une hypertrophie prostatique assez marquée et d'une faiblesse sénile de la vessie. Mais jamais le malade n'eut de rétention d'urine.

Observation XVIII (inédite).

(Due à l'obligeance de M. le professeur agrégé Rochet.)

Homme, cinquante-trois ans. Rétrécissements blennorrhagiques multiples, datant de quinze ans, et pour lesquels le malade a subi toutes sortes d'opérations : séances de dilatation à de très nombreuses reprises ; deux uréthrotomies internes, une électrolyse. C'est cette dernière opération qui lui avait apporté le plus grand et le plus durable soulagement. Néanmoins, au moment où le malade vient consulter M. Rochet, la miction était redevenue difficile, la vessie s'était infectée, le malade avait des accès de fièvre et ne pouvait supporter la sonde par suite de spasmes violents au périnée.

M. Rochet proposa au malade l'uréthrostomie périnéale, en lui faisant envisager ses avantages et ses inconvénients. Ce dernier accepta, étant déjà père de plusieurs enfants.

La miction redevint facile très rapidement après l'opération. Le malade, très content de son état, put se croire tout à fait guéri et débarrassé à jamais de l'importunité des cathétérismes et des opérations nouvelles.

Actuellement, cinq ans après l'opération, le résultat est toujours satisfaisant. Seulement le malade urine peut être moins bien depuis un an : le canal ne s'est point rétréci, la voie d'excrétion est toujours aussi large, mais la vessie a une force contractile moindre qu'autrefois, et surtout elle est restée catharrale.

Observation XIX (inédite).

D..., J.-Cl., trente-huit ans, coquetier, envoyé par M. le Dr Bollet, de Trévoux, entre dans le service de M. le professeur Poncet le 11 septembre 1895.

Il y a seize ans, le malade tomba, les cuisses écartées, d'une meule de foin sur l'extrémité arrondie d'un pieu retenant une échelle. Il s'est en quelque sorte empalé. Il a été transporté à l'Hôtel-Dieu, où il est resté pendant plus de deux mois (service Létiévant), les urines passant, dit-il, par la plaie périnéale. Uréthrotomie externe probable.

A partir de sa sortie de l'hôpital, le malade s'est sondé régulièrement, mais avec de plus en plus grandes difficultés. Depuis un an, il ne peut plus passer aucune sonde. La miction est des plus pénibles. Envies d'uriner au moins toutes les deux heures.

L'état général est bon. Jamais de fièvre. Pas de signes de septicémie urinaire.

Localement, méat très large. Pas de callosités périnéales. La pression entre les branches ischio-pubiennes ne révèle rien de particulier. Comme trace de lésions traumatiques anciennes, on voit à gauche de la ligne médiane, au voisinage immédiat de l'anus, une cicatrice plate ayant les dimensions d'une pièce de 20 centimes. Le sphincter anal a certainement été déchiré lors de l'empalement. Un peu de procidence partielle de la muqueuse rectale.

Opération, 11 septembre 1895. — Par M. le professeur Poncet.

Ethérisation. Cathétérisme impossible, arrêt de la bougie à 13 centimètres du méat.

Incision médiane allant presque jusqu'à l'anus. Les tissus spongieux périuréthral et bulbaire sont sclérosés. Puis incision transversale en arrière d'un cathéter introduit dans le canal et dont l'extrémité inférieure soulève au dehors les tissus. On ne voit pas trace de canal. Cependant, en se guidant sur le fond de l'entonnoir, on parvient à introduire dans le bout postérieur une bougie n° 4 ou 5. Mais cette bougie, qui est fortement serrée, ne peut servir de conducteur pour une sonde cannelée même très fine. On pratique alors le débridement avec un ténotome, sur une assez grande longueur du canal rétréci.

On ne peut songer à faire une uréthrostomie classique. L'urèthre ne forme qu'une masse scléreuse, cicatricielle avec les tissus voisins; le bout postérieur ne présente pas de muqueuse. Mais grâce au débridement, on parvient sans trop de difficultés à introduire jusque dans la vessie une sonde en gomme, qu'on fixe à une lèvre de la plaie par un point de suture. Il s'écoule par la sonde un demi-verre d'urines troubles sanguinolentes.

Température le soir = 38°,2. Sonde bien supportée.

12 septembre. — T = 37 degrés le matin, 38 degrés le soir. Etat général et état local excellents.

19 septembre. — La sonde, qui a été changée trois fois, est définitivement enlevée. Etat local parfait.

25 septembre. — Le malade part allant très bien. Pendant la miction presque toutes les urines passent par le canal normal. On trouve facilement le bout postérieur dans le cathétérisme périnéal. Le méat artificiel constitue une soupape de sûreté ; pour lui conserver une ouverture suffisante, le malade doit se sonder deux fois par jour avec une sonde olivaire métallique ou en gomme élastique.

21 janvier 1896.. — Depuis deux à trois mois le méat périnéal s'est considérablement rétréci. Le cathétérisme périnéal est douloureux. Le malade ne peut plus se sonder, il urine goutte à goutte. La plus grande partie de l'urine passe par le méat normal.

Le malade est vigoureux, et a beaucoup engraissé depuis son uréthrostomie.

A 15 ou 20 millimètres de l'anus on aperçoit un petit orifice blanchâtre ayant les dimensions d'une tête d'épingle et permettant seulement le passage d'une bougie n° 6 ou 7, que l'on sent fortement serrée sur toute la hauteur du canal.

Avec un bistouri boutonné, on débride le méat en haut et en bas dans des tissus sclérosés. Une dilatation progressive permet de passer une sonde n° 24. On essaie la dilatation avec dilatateur de Tripier poussé jusque dans la vessie, mais elle ne permet pas l'introduction complète du petit doigt qui sent des tissus très indurés.

Pour donner au méat des dimensions suffisantes qu'il puisse conserver, M. Poncet tente une autoplastie. Sur chaque bord d'une incision périnéale médiane, dissection d'un bourrelet de peau de 15 à 20 millimètres, retournement de ce bourrelet dont la lèvre interne est suturée en dehors au bord de la peau incisée. Même manœuvre en haut et en bas du méat.

Hémorrhagie en nappe facilement arrêtée.

Sonde molle à demeure fixée par un point de suture.

Pansement à la gaze iodoformée de la plaie qui a l'apparence d'une vulve.

23 janvier.— Suites très simples. La sonde, qui paraissait avoir quitté la vessie, est enlevée. Un peu de sphacèle du lambeau gauche au niveau de son tiers inférieur.

26 janvier. – Le malade urine facilement, mais la plus grande partie de l'urine passe par le méat normal. L'orifice périnéal a tout à fait la forme d'une vulve.

3 février. — Départ en bonne voie.

18 février. — Le malade revient se montrer. Il se sonde facilement par le méat périnéal. Les plaies sont tout à fait cicatrisées. Orifice tout à fait vulvaire au fond duquel apparait le méat. Toute l'urine passe cependant ou à peu près par le méat normal. Etat général excellent.

Résultats éloignés. — Nous venons de revoir le malade *quatre ans après l'opération*. C'est un petit homme vigoureux, resplendissant de santé. Depuis l'intervention il n'a pas présenté la moindre altération de son état général, toujours excellent, et pas d'accident urinaire.

Son méat périnéal s'ouvre à 2 centimètres à peine de l'anus. C'est un orifice circulaire qui permet l'introduction d'une sonde n° 14. Le malade dilate son méat deux fois par semaine. Il urine toujours à la fois par l'extrémité de la verge et par l'ouverture périnéale, mais actuellement plus par cette dernière que par le méat normal. Il nous est impossible de pratiquer le cathétérisme normal même avec les plus fines bougies.

Le malade est très content de son état. Il était marié et père déjà de deux enfants avant de subir l'uréthrostomie.

Observation XX (inédite).

(Due à l'obligeance de M. le professeur Maurice Pollosson.)

M. V... de Condrieu (Rhône) a eu des blennorrhagies. Depuis

quelques années il urine très difficilement. A diverses reprises, accès de rétention, qui cédaient à des bains chauds.

Au mois de février 1896, il fut pris d'une brusque rétention pour laquelle il vint à l'Hôtel-Dieu de Lyon, dans le service de M. le professeur Pollosson. Dans la nuit, bien qu'il eût uriné quelque peu, il ressentit une violente douleur dans l'hypogastre. Le lendemain, il était opéré pour une infiltration d'urine qui avait envahi les bourses, le périnée et l'hypogastre. Il subsista une fistule pénienne.

Il revint à l'Hôtel-Dieu, au mois de septembre 1896; le rétrécissement fut traité par la dilatation et, comme il était très serré, par des bougies armées.

Le 15 septembre, au cours de ce traitement, un conducteur resta dans l'urèthre. Il ne put être retiré que par l'uréthrotomie externe.

Mais malgré cette opération, les fistules reparurent. Le périnée était criblé de nombreux orifices, rempli de callosités, il était fibreux, inextensible. La verge était tuméfiée, les urines sales, l'état général mauvais, la température oscillait entre 38 et 39 degrés, malgré les lavages, la quinine, etc...

En raison de cette situation, M. Pollosson pratiqua l'uréthrostomie périnéale.

La guérison fut rapide. Au mois de janvier 1897, cet homme reprenait son métier. Un an après l'opération les urines étaient claires. Depuis cette époque, il n'y a plus eu d'accès de fièvre, les urines sont propres, la miction facile.

Nous avons revu cet homme parfaitement satisfait, le 14 octobre 1899, c'est-à-dire *trois ans après l'opération*. Il urine facilement, ne se plaint pas, fait son métier, sans que personne s'aperçoive de son infirmité, et jouit d'une santé florissante. Il a cinquante et un ans.

Observation XXI (inédite).

(Due à l'obligeance de M. Coignet ex-chef de clinique à l'Antiquaille.)

Ch. C... ajusteur-mécanicien, habitant Lyon, cinquante et un ans.

Anciennes blennorrhagies. Depuis mai 1879, signes de rétrécissement, décelé brusquement par une rétention aiguë d'urine.

En mars 1880, séjour d'une semaine à l'Antiquaille (service de M. Horand), où l'on ne peut réussir à passer une sonde. En mars 1881, abcès urineux, fistule consécutive : séjour de trois mois à la clinique de l'Antiquaille, où, après de nombreuses séances de dilatation, on parvint à passer une sonde n° 16.

En 1884, deuxième séjour à la clinique de l'Antiquaille, et première uréthrotomie interne : sonde à demeure n° 16.

Depuis lors, presque chaque année, le malade fit un séjour plus ou moins prolongé à l'hôpital, pour y subir de nombreuses séances de dilatation, six fois l'uréthrotomie interne, une fois l'électrolyse (cette dernière à Paris). Mais de chaque opération il ne tira qu'un soulagement momentané, d'une durée de plus en plus courte. Sorti de l'hôpital, il est en effet dans l'impossibilité d'avoir recours à des cathétérismes réguliers et fréquents. Chaque fois les récidives apparaissent à plus bref délai.

Quand il entre à nouveau à l'Antiquaille, le 8 octobre 1897, dans le service de M. le professeur Gailleton, il est porteur de nombreuses fistules péniennes et périnéales. En l'espace de quelques mois il présente six nouveaux abcès urineux.

Les troubles urinaires vont s'aggravant. La miction chez notre malade est des plus pénibles, l'urine s'écoule en bavant par tous ses orifices fistuleux.

A un certain moment, incontinence par regorgement. Signes de cystite. Le malade se lève huit, dix fois la nuit pour uriner. Les urines sont sales, purulentes et contiennent beaucoup d'albumine.

A l'examen local, nombreuses coarctations uréthrales, rendant le cathétérisme des plus difficiles, parfois impossible.

L'empoisonnement urinaire qui existe depuis longtemps chez notre malade, altère de plus en plus l'état général. La fièvre, que depuis des années il a présentée par accès, est devenue presque continue.

Ch... ne mange plus, ne dort plus. Les troubles de sa santé physique ont retenti sur son état psychique. Il présente des signes nets de neurasthénie, d'hypocondrie. Tout désir génésique a à peu près disparu chez lui depuis qu'il ne cesse plus de souffrir. A plusieurs reprises, il a des idées de suicide. Il finit par demander au chirurgien n'importe quelle opération, pourvu qu'elle soit radicale, qu'elle mette fin définitivement à ses accidents urinaires.

22 mars 1898. Uréthrostomie périnéale pratiquée par M. Coignet, suppléant M. le professeur Gailleton. Sonde à demeure.

Très rapidement, après l'opération, les troubles généraux disparurent. Les urines redevinrent claires. Les envies fréquentes d'uriner cessèrent. Au bout de deux mois, le malade quittait l'hôpital, ses abcès fistuleux complètement cicatrisés.

Juillet 1899. — Le malade n'a pas dilaté une seule fois son méat périnéal, depuis qu'il est créé, c'est-à-dire depuis quatorze mois. Il n'a pas cessé d'uriner par cet orifice artificiel, mais celui-ci s'est rétréci et rend le jet d'urine presque filiforme. Il rentre à l'Antiquaille pour qu'on remédie à cet inconvénient. Un léger débridement rend au méat ses anciennes dimensions, et permet le passage d'une sonde n° 20.

Résultats éloignés. — Novembre 1899. — Nous avons eu l'occasion de revoir le malade à plusieurs reprises, soit pendant son dernier séjour à l'Antiquaille, soit depuis sa sortie de l'hôpital.

Actuellement, vingt mois après l'opération, Ch... n'a pas cessé d'avoir un état général excellent. Plus d'accès de fièvre, ni de trouble digestif. Il mange et dort comme à vingt ans, nous dit-il.

Il n'a jamais éprouvé de difficulté pour uriner. Il urine quand il veut, ne se lève pas la nuit, peut rester pendant le jour onze à douze heures sans uriner.

Les urines, qui sont toujours limpides, ne contiennent plus trace d'albumine. Il vide complètement sa vessie.

Le seul désagrément qu'il voit à sa situation présente, c'est d'être obligé de poser son pantalon pour uriner.

Il est célibataire. Au point de vue génital, il ne voit pas d'inconvénient à son état actuel. Il nous avoue même que l'opération lui a rendu l'appétit sexuel, compromis longtemps chez lui par son état de dépression mentale. L'érection se fait chez lui comme à l'état normal. Les sensations qui l'accompagnent sont toujours les mêmes.

A l'examen local, on constate à la verge, au scrotum, au périnée, les cicatrices des nombreux abcès urineux présentés par le malade,

A la palpation de l'urèthre antérieur, on perçoit un véritable chapelet de nodosités. Une bougie même très fine ne peut pénétrer au delà de 3 ou 4 centimètres.

A 4 centimètres en avant de l'anus s'ouvre le méat artificiel au milieu d'un tissu blanchâtre, scléreux. Il revêt l'aspect d'une fente antéro postérieure, dont les bords sont accolés. Son calibre correspond à celui d'une bougie n° 20.

La longueur d'une sonde introduite jusqu'à ce que s'écoulent les premières gouttes d'urines, longueur mesurée à partir de l'œil de l'instrument, est de 3 centimètres, ce qui représente la longueur du canal urinaire de notre malade.

Ch..., est tout à fait enchanté de son nouvel état. Il n'osait lui-même espérer d'aussi bons résultats.

Il vante haut les bienfaits de l'intervention qui, à son sens, lui a sauvé la vie.

Observation XXII

(X. Delore. — *Gazette hebdomadaire*, 4 mai 1890.)

S... Louis, cinquante-cinq ans, sculpteur sur bois, demeurant à Lyon, entré le 20 janvier 1890 dans le service de M. le professeur Poncet. Il était atteint de nombreuses fistules périnéales consécutives à des rétrécissements uréthraux.

Cet homme, qui nie l'alcoolisme et la syphilis, avait contracté une blennorrhagie à l'âge de vingt-deux ans. Il ne prit aucun soin de son affection et, quelques années après, la miction devenait difficile. A diverses reprises, à l'occasion d'excès de boisson, il fut obligé de se sonder ou de se faire cathétériser, mais, sitôt la miction rétablie pour un temps, il ne s'occupait plus des rétrécissements. La dilatation n'avait jamais été pratiquée.

A l'âge de trente-sept ans, il fit un séjour d'un mois dans un hôpital, pour un abcès périnéal qui parut guéri pendant un an environ. De nouveaux abcès se présentèrent, à trois reprises différentes, jusqu'à l'âge de cinquante ans. Malgré différentes interventions sur lesquelles le malade ne donne que des renseignements très vagues, plusieurs fistules persistèrent. Croyant à l'impuissance des manœuvres chirurgicales, il prit le parti de rester dans cette situation jusqu'à l'âge de cinquante-cinq ans, c'est-à-dire pendant près de cinq ans. A chaque miction les urines s'écoulaient pour la plus grande part par les fistules qui criblaient le périnée, le reste s'écoulant en bavant par le méat uréthral.

Il entrait, dans cet état, à l'Hôtel-Dieu, au mois de novembre 1898, pour un traumatisme de l'avant-bras ayant déterminé des phénomènes paralytiques dans la sphère du radial et du cubital. Il sortit, du reste, sans amélioration appréciable de ces accidents, un mois après. Mais il avait eu l'occasion d'entendre parler de l'uréthrostomie périnéale et d'en constater les heureux effets.

Le 20 janvier 1899, il rentrait, en réclamant une opération radicale, curatrice de ses fistules et de ses rétrécissements. Il ne croyait pas que les inconvénients de la miction périnéale puissent être comparés avec les inconvénients de sa situation depuis de nombreuses années.

On constatait l'impossibilité du cathétérisme. Au toucher rectal, la prostate était augmentée de volume. Le périnée était le siège de nombreuses fistules, à trajet tortueux, épaissi. Elles transformaient toute la région en un tissu lardacé, rempli de callosités épaisses, faisant une saillie très appréciable entre les deux sillons génitocruraux. La miction était difficile. Le malade était constamment souillé par le pus et les urines, qui faisaient issue par tous ces orifices à la fois. Les urines étaient troubles. Enfin cet homme avait maigri, depuis quelques mois, souffrait, ne digérait plus.

Le 23 janvier 1890, on décida l'uréthrostomie périnéale, qui fut pratiquée par M. Delore. Une longue incision médiane conduisit sur les clapiers fistuleux, qui furent incisés, autant que possible, avec les callosités de voisinage. Le thermo-cautère fut promené sur tous ces tissus chroniquement enflammés.

L'urèthre bulbaire fut alors recherché, au-dessus des rétrécissements et des fistules, sans le conducteur qui ne pouvait être conduit jusque-là.

Après sa dissection sur une étendue de 3 à 4 centimètres sur sa paroi inférieure, il fut sectionné perpendiculairement. Le bout postérieur, après une mobilisation suffisante, fut fendu sur sa paroi inférieure. Les lèvres en furent suturées à la peau par cinq points au fil métallique. La muqueuse et la peau arrivaient difficilement au contact, à cause de l'induration très accentuée des plans anatomiques. La partie supérieure de la plaie fut pansée à plat. Dans le bout postérieur de l'urèthre, on fixa une sonde à demeure.

Les suites furent des plus simples. La sonde à demeure était enlevée au bout de six jours. La cicatrisation de la partie supérieure de la plaie était achevée vingt jours après. Le malade quittait alors l'hôpital, en urinant très facilement par son méat périnéal. Les urines étaient plus claires, l'état général était excellent.

Le malade a été revu le 10 avril, c'est-à-dire deux mois et demi après l'opération. Il est fort satisfait du résultat.

L'urèthre admet facilement une sonde n° 18, c'est dire qu'on peut facilement pratiquer des lavages vésicaux, nécessaires de temps à autre, chez un vieil urinaire infecté de longue date. L'état général est bon. La miction, qui est satisfaite naturellement, sans incontinence, s'exécute dans la position accroupie, toutes les quatre ou cinq heures. Quant aux fonctions génitales, cet homme ne paraît pas s'en préoccuper pour l'instant.

Observation XXIII (inédite).

(Due à l'obligeance de M. X. Delore, chef de clinique chirurgicale.)

J. C..., soixante-douze ans, de Villefranche, entre à l'Hôtel-Dieu, envoyé par M. le Dr Lassalle, le 10 juillet 1890, salle Saint-Philippe.

Il y a quarante-cinq ans, blennorrhagie. Il y a quinze ans, phlegmon périnéal ; pas de dilatation consécutive, néanmoins a continué à uriner assez facilement.

Il y a deux ans apparurent nettement des difficultés mictionnelles qui allèrent, s'accentuant progressivement, pour devenir considérables depuis six mois. A partir de cette époque, urines sales, amaigrissement, troubles digestifs.

A l'examen : état cachectique, teint jaunâtre des urinaires. Température légèrement élevée le soir. Urines très troubles avec dépôt abondant. Envies fréquentes d'uriner. Les mictions sont douloureuses, très pénibles et très longues. En outre, uréthrite d'origine cathétérienne.

Au toucher rectal, on constate une grosse prostate uniforme et une rétention incomplète dans le bas-fond de la vessie.

On parvient, non sans difficultés, à pratiquer le cathétérisme. La bougie à boule décèle un rétrécissement de 2 à 3 centimètres au niveau du cul-de sac bulbaire. La dilatation est assez rapidement poussée jusqu'au no 15 : on détermine cependant quelques légères uréthrorragies. On profite de cette dilatation pour pratiquer pendant dix jours des lavages vésicaux à l'acide borique et au nitrate d'argent. Mais la vessie est atone, se vide mal. Et ni la dysurie sénile, ni l'infection présentées par notre malade ne cèdent à l'emploi régulier et répété des lavages antiseptiques.

Devant cette insuffisance des lavages, on propose au malade l'uréthrostomie périnéale. En toute connaissance de cause, et connaissant d'ailleurs un malade qui a subi cette intervention, il accepte.

Le *22 juillet 1899, uréthrostomie périnéale* pratiquée par M. Delore, suivant le procédé habituel : sonde à demeure, 6 fils métalliques.

On explore la vessie qui ne contient pas de calcul. En avant du nouveau méat, sur une longueur de 6 à 7 centimètres, callosités dues à un état inflammatoire chronique du tissu spongieux périuréthral.

30 juillet. — *Les urines se sont très rapidement clarifiées* ; l'état du malade est parfait, la température normale. Les fils ont été enlevés au bout de 5 jours, la sonde à demeure le quatrième jour. Le nouveau méat est facile à cathétériser.

Détail à noter : tandis qu'au niveau de l'orifice artificiel, la plaie est sèche, en bonne voie de cicatrisation, on constate au pourtour de l'urèthre antérieur la persistance de phénomènes inflammatoires dus à l'évolution des anciens foyers de périuréthrite. On pratique le débridement de ces tissus indurés, atteints d'inflammation et de suppuration chroniques. Et le malade sort guéri le 30 août. De ce fait ressort la nécessité, au moment de l'opération, de débrider et d'exciser autant que possible les tissus périuréthraux chroniquement enflammés, les callosités de voisinage.

13 novembre 1899. — Le malade nous écrit qu'il va relativement bien. Il se plaint cependant de douleurs sourdes dans le bas-ventre, de maux d'estomac et de diarrhée. Mictions toutes les deux heures. Les urines sont à peu près claires. Le malade se sonde lui-même sans aucune difficulté : la sonde ramène quelquefois un léger dépôt.

Pas de lavages vésicaux.

Toutes les urines passent facilement et uniquement par le méat périnéal.

Le malade est content de sa situation actuelle, la préférant de beaucoup à son état passé.

CONCLUSIONS

Pour permettre d'apprécier la valeur de l'*opération de Poncet*, nous apportons dans ce travail les résultats éloignés de vingt-trois observations d'uréthrostomie périnéale, toutes empruntées à la pratique de M. le professeur Poncet ou des chirurgiens lyonnais, MM. Pollosson (M.), Rochet, Rollet, Coignet, Delore (X).

I. Notre statistique comprend tous les cas d'uréthrostomie périnéale dont nous avons eu connaissance. Dans la majorité de nos observations, l'opération remonte à plus de sept ans.

Au point de vue vital, les résultats sont aussi parfaits que possible. La mortalité opératoire a été absolument nulle. Les suites de l'intervention ont toujours été des plus bénignes.

II. Au point de vue anatomique, le canal uro-génital des opérés de Poncet est un conduit rectiligne et vertical, long de 4 centimètres environ, s'ouvrant au périnée en arrière des bourses par un orifice linéaire ou punctiforme, à bords plus ou moins inversés. Son trajet n'a jamais présenté d'obstacle aux cathétérismes, que tous les sujets, même prostatiques, ont toujours pu pratiquer eux-mêmes avec une extrême facilité. L'orifice cutané constitue toujours le point le plus rétréci et le moins extensible du canal. La tendance rétractile du méat s'atténue progressivement jusqu'à disparaître.

III. Au point de vue fonctionnel, la miction s'effectue comme à l'état normal. Les opérés retiennent leurs urines et résistent à l'envie d'uriner. Seul le mode d'urination est changé. Toutefois, la position accroupie, que le sujet est obligé de prendre pour uriner, ne crée pas, de l'avis même des uréthrostomisés, une infirmité proprement dite, mais un simple inconvénient d'ordre social, facile d'ailleurs à dissimuler, et auquel on peut en partie remédier.

Quant à la fonction génitale, le méat périnéal n'apporte qu'une seule modification aux différents temps de la copulation, à savoir l'émission du sperme avant sa destination; d'où impossibilité de la fécondation naturelle. Cette déviation fonctionnelle n'a présenté d'inconvénient pour aucun des opérés.

IV. Au point de vue pathologique :

a) Chez les *rétrécis infectés*, l'opération de Poncet a mis fin d'une manière définitive aux troubles mécaniques de la miction, et a fait disparaître aussi complètement que possible les phénomènes généraux d'empoisonnement urinaire et les lésions locales de l'infection ascendante.

b) Chez les *rétrécis prostatiques*, en facilitant le cathétérisme, elle a permis de parer aux accidents de l'hypertrophie prostatique.

c) Dans deux cas de *tuberculose uréthrale*, elle a donné des résultats tout à fait remarquables.

V. L'état de satisfaction des opérés est général et va chez quelques-uns jusqu'à un degré d'enchantement parfois étonnant.

VI. En définitive, les premiers résultats obtenus, soumis au contrôle d'une observation prolongée, sont restés excellents. Les indications de l'uréthrostomie périnéale, déjà formulées dans les publications de M. Poncet et la thèse de Coignet non seulement conservent toute leur valeur, mais encore méritent d'attirer plus souvent l'attention des chirurgiens.

TABLE

Lyon. — Imp. A. Rey, 4, rue Gentil. — 21[illegible]

www.ingramcontent.com/pod-product-compliance
Ingram Content Group UK Ltd.
Pitfield, Milton Keynes, MK11 3LW, UK
UKHW020202200726
13856UKWH00003B/1153

9 782013 598156